首の激痛が消える！ 大病が治る!!
驚異のタオル整体

健幸クラブ整体院 院長
加藤 光博

宝島
SUGOI
文庫

宝島社

首の激痛が消える!
大病が治る!!
驚異のタオル整体

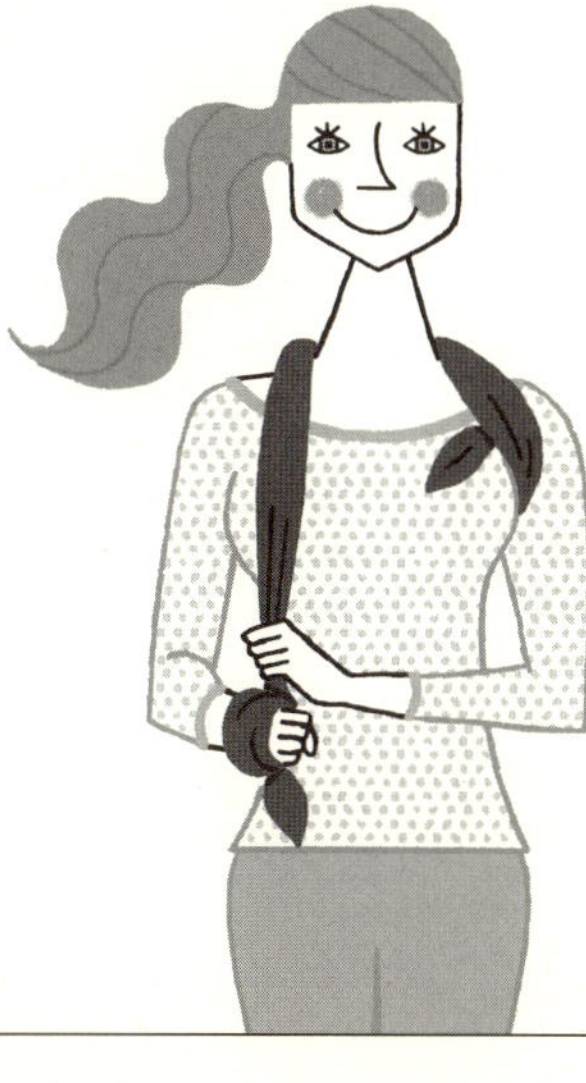

「タオル整体」とは、
治療費ゼロ、通院不要で、
首の激痛が消え、
大病が治ると、
いま評判になっている
画期的な自宅療法。

考案者の加藤光博氏の周辺では、
その驚きの効果がクチコミで広がり、
さらに健康雑誌やテレビで紹介され、
実践者は数万人にのぼっている。

「首の激痛は自分で治せる」

そしてこれが、数万人に及ぶタオル整体実践者が出した結論。
さらに首の骨を矯正することで、
体中の痛みや不快感も吹き飛んでしまうのだ。

もう整形外科やマッサージ、指圧などに通うことはない。
湿布薬やお灸やマッサージチェアにお金をかける必要もない。
その爽快さを一刻も早く
体験していただくことを願うばかりである。

首の激痛が消える！　大病が治る!!
驚異のタオル整体

目次

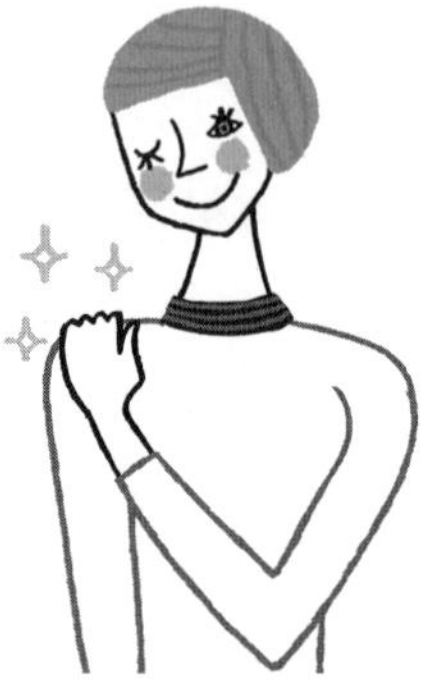

第2章

首の激痛が消える！　大病が治る!!
タオル整体が効く理由 ……37

第3章

首の激痛が消える！　大病が治る!!
タオル整体をやってみよう……60

第4章

首の激痛を未然に防ぐ！　3つの習慣ととっさの痛みの応急手あて

第1章

現代人の首が危ない！
習慣を見直そう

自分でできるカンタン診断
あなたの首は大丈夫？

無意識にしているクセには、首の不調をしめす行動が隠れています。いつもの自分を振り返ってチェックしてみよう。

首をまわしたり
左右に振ったりする
クセがある人は？

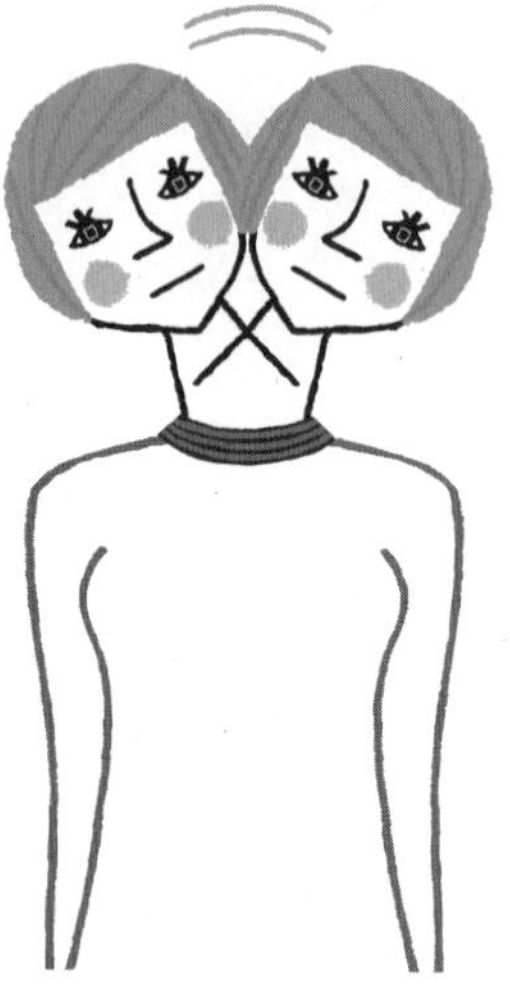

診断

無意識のうちに首をまわしたり、どちらかに倒したりしているのは、首に不調がある証拠です。

私たちは、首に激痛が走らないまでも、何らかの不快を感じると、どうにかして心地よくしようと考えます。あなたも首を動かして筋肉をほぐそうとしたり、首をバキバキ鳴らす行動で爽快感を得ようとしたりすることはありませんか？

これは、人に備わった自己矯正《きょうせい》本能なのです。首に手をあてるクセがある場合も筋肉がこり固まっている＝首の骨に問題がある可能性が高いと言えます。

荷物を持つ手がいつも同じ人は？

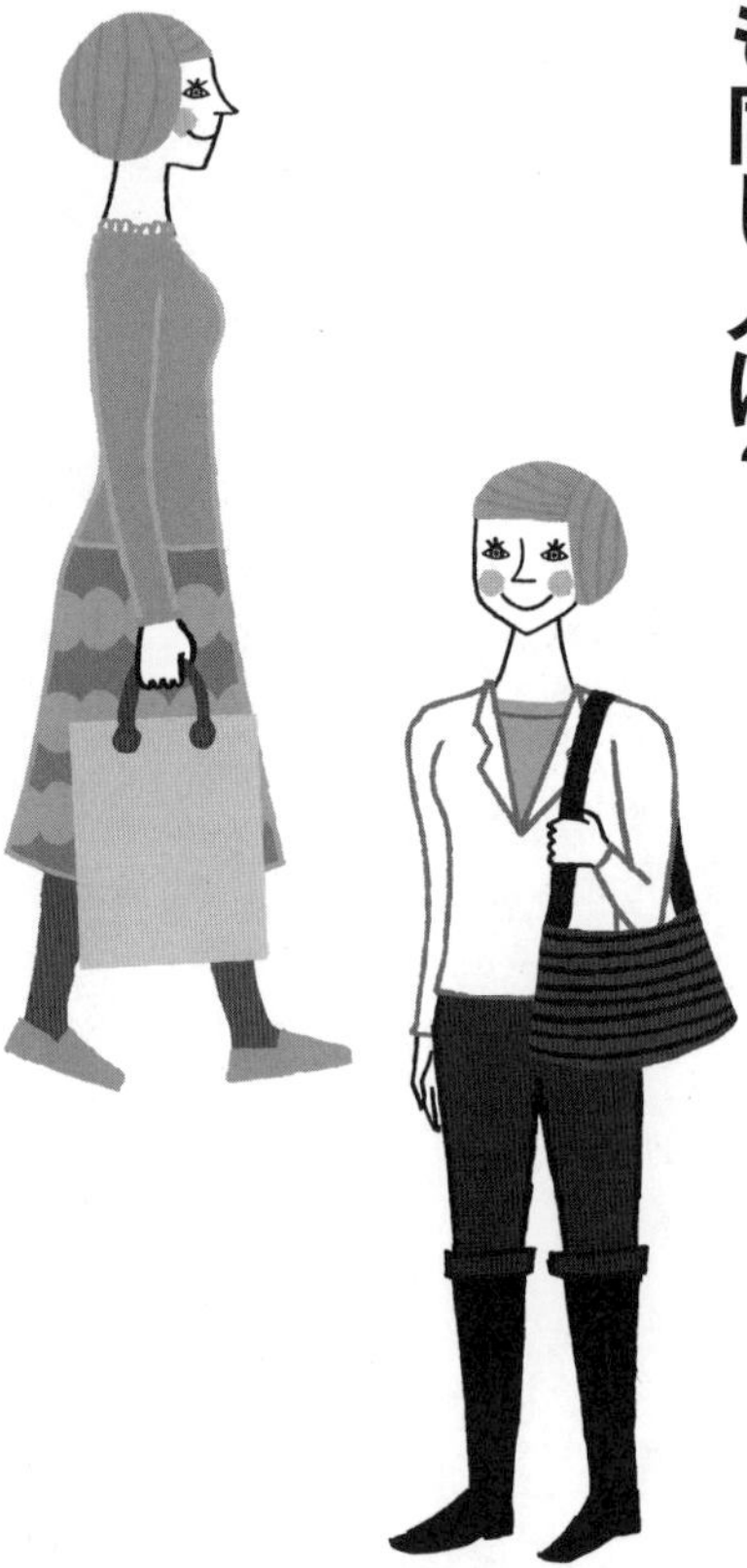

診断

荷物を持つ手がいつも同じだと、左右の筋肉のバランスがくずれやすくなります。とくに重たいものをいつも同じ手で持っていると、そちら側の筋肉だけが鍛えられてしまいます。

また、ショルダーバッグをいつも同じ肩にかけているという人も多いのではないでしょうか？　そういう人は、いつもバッグをかけるほうの肩を上げるクセがついているかもしれません。

筋肉のバランスが悪くなると、それに応じて骨のバランスもくずれるので、首の不調の度合いは高めだと言えます。

気づくと
肩をまわしたり
上下に動かして
いる人は？

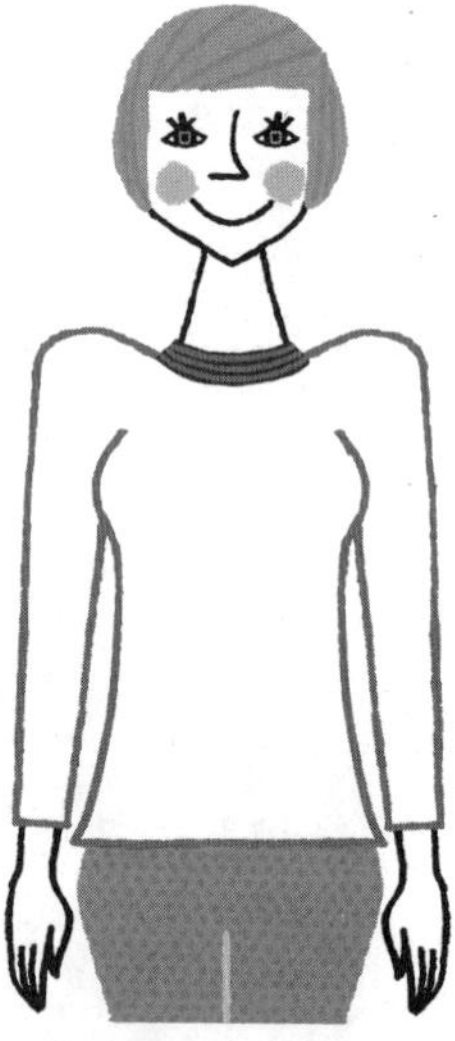

診断

肩をまわす、上げ下げする、手でもんだりさすったりするのは、いずれもこり固まった肩周辺の筋肉をほぐしたり、動かしたりすることで血行をよくしようとする動作です。

血行が悪くなって肩がこるのは、筋肉が緊張状態にあるせいです。そして、肩の筋肉が緊張しやすいのは、首の骨のバランスがくずれているせいで神経が圧迫されているからだと言えます。

肩こりがひどいという人の場合は、間違いなく骨にズレやゆがみなどがあります。

うしろを振り向いたとき、右左のどちらかが振り向きにくい人は？

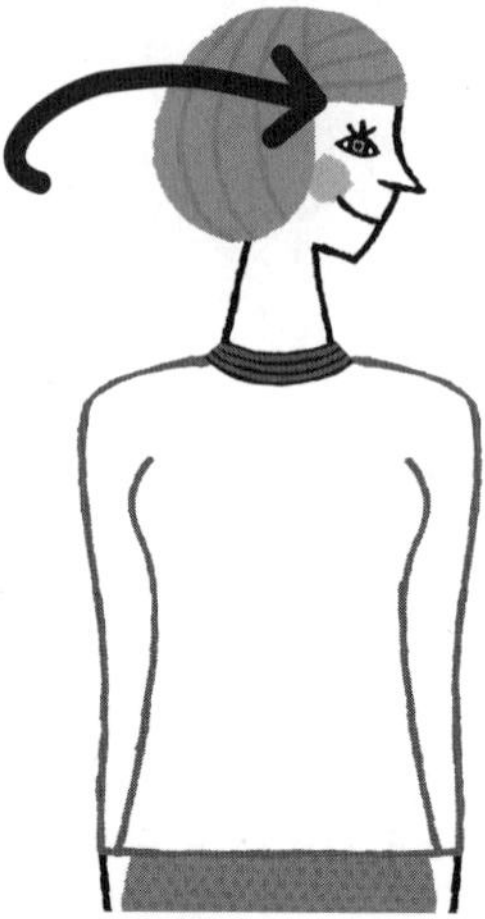

診断

首の骨が自然な湾曲を描いていて、左右にもズレていなければ、両方とも同じくらいスムーズにうしろを振り向けるはずです。

どちらかを向いたときに振り向きにくいと感じたなら、首の骨に不調があります。首を横に向けることさえ難しい場合は、かなりの重症！　そこまで首に不調があれば、体のあちこちに痛みや不快感があることでしょう。

はじめは少しずつでかまいませんので、早速、タオル整体をはじめてください。

バンザイをすると手の高さが左右で違う人は？

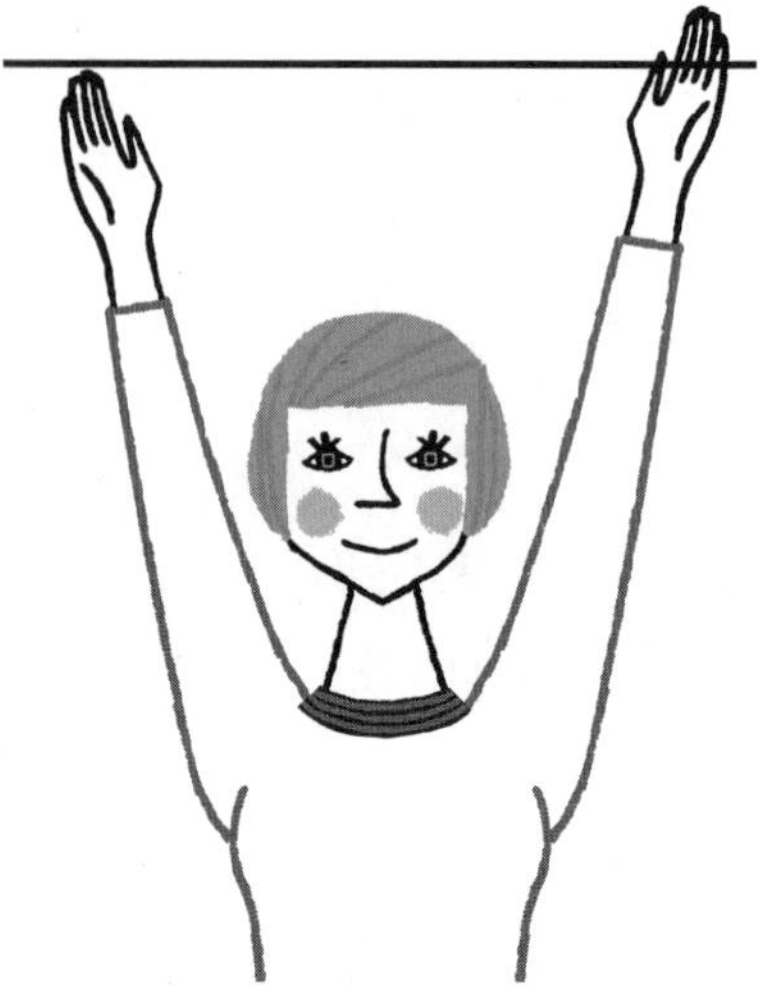

診断

自然に手を上げたとき、左右の高さが違うのは、肩の高さが左右で違ってしまっているか、一方の肩だけがこり固まっているのが原因です。

肩の高さがあきらかに違う場合は、骨が左右アンバランスな状態で固定されているので、首の骨のバランスがくずれている可能性が大きいと言えます。

左右のこり具合に差があるのも首の不調が原因です。

五十肩などの激痛で手が上がらない場合も、タオル整体をして骨を本来の位置に戻すことで痛みが軽減します。

顔の中心に定規をあてると、ズレている人は？

鏡の前でやろう！

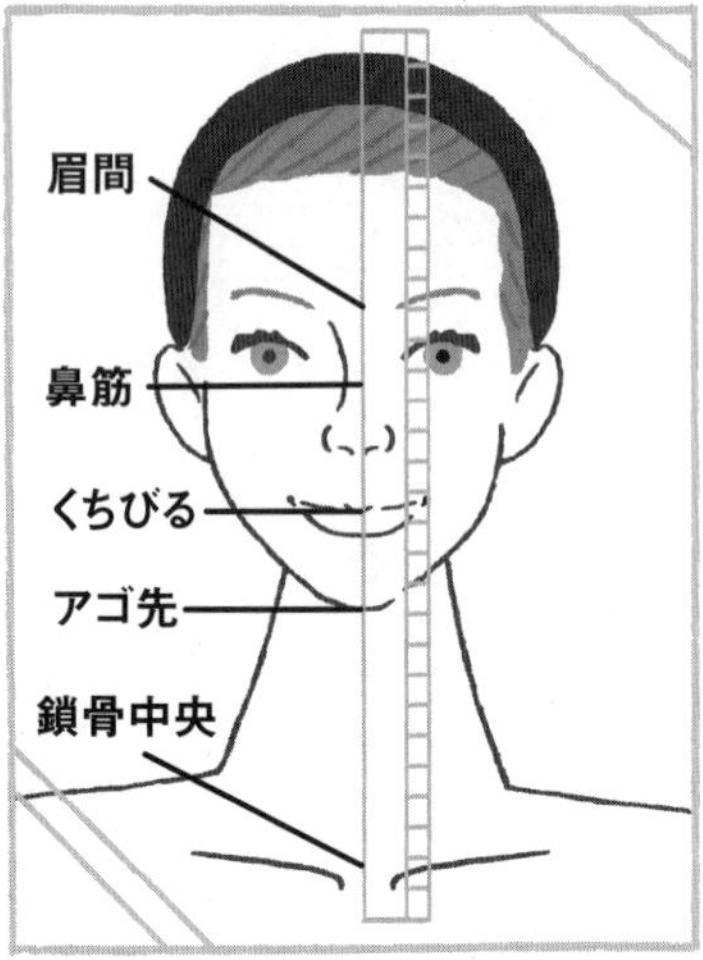

診断

定規をまっすぐにあてたとき、眉間、鼻の頭、くちびるの中央、アゴ先、鎖骨のくぼみの中央が一直線上にありますか？　顔の中心がまっすぐならば、ひとまず安心。では、全身はどうでしょう？　まっすぐに立って、誰かに写真を撮ってもらってください。そして顔から鎖骨の中央、おへそ、股間、足先を通るように定規をあててみましょう。ここが一直線になっていない人は首になんらかの不調があると考えられます。

写真を撮ると一目瞭然！

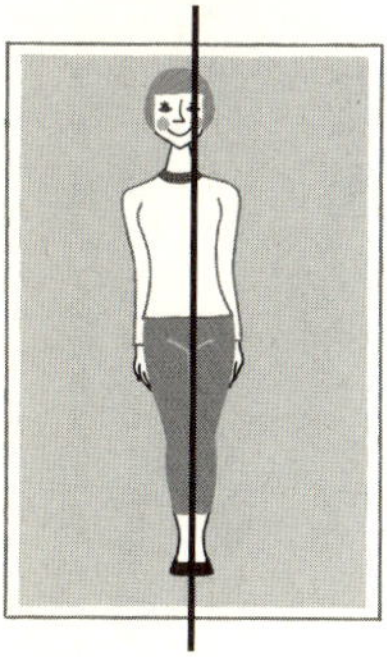

首の激痛を防ぐ方法
首を守る姿勢、傷める姿勢とは？

激痛を招いているのは、習慣化された姿勢

いまある痛みをとることが最優先ですが、痛みが出ないように予防することも大切です。

首の骨が自然な状態を保つのは、正座やひざを伸ばして立ったまっすぐな姿勢のとき。正座をすると骨盤が起きて、背骨は理想的なS字カーブになります。ひざを伸ばして立つと、横から見たときに耳、肩、腰、ひざ、足首が一直線になります。つまり、下に向かって垂直に体重がかかり、重たい頭を全身で支えることができるのです。

一方、日常生活で首を傷める要因となるのは、頭の重さを首だけで支えることになる前かがみの姿勢。ひざが曲がっていると腰をうしろに引いてしまうため、骨盤が下

がってねこ背になります。すると、バランスを保とうとして頭を前に突き出す格好になるので、首に大きな負担がかかります。

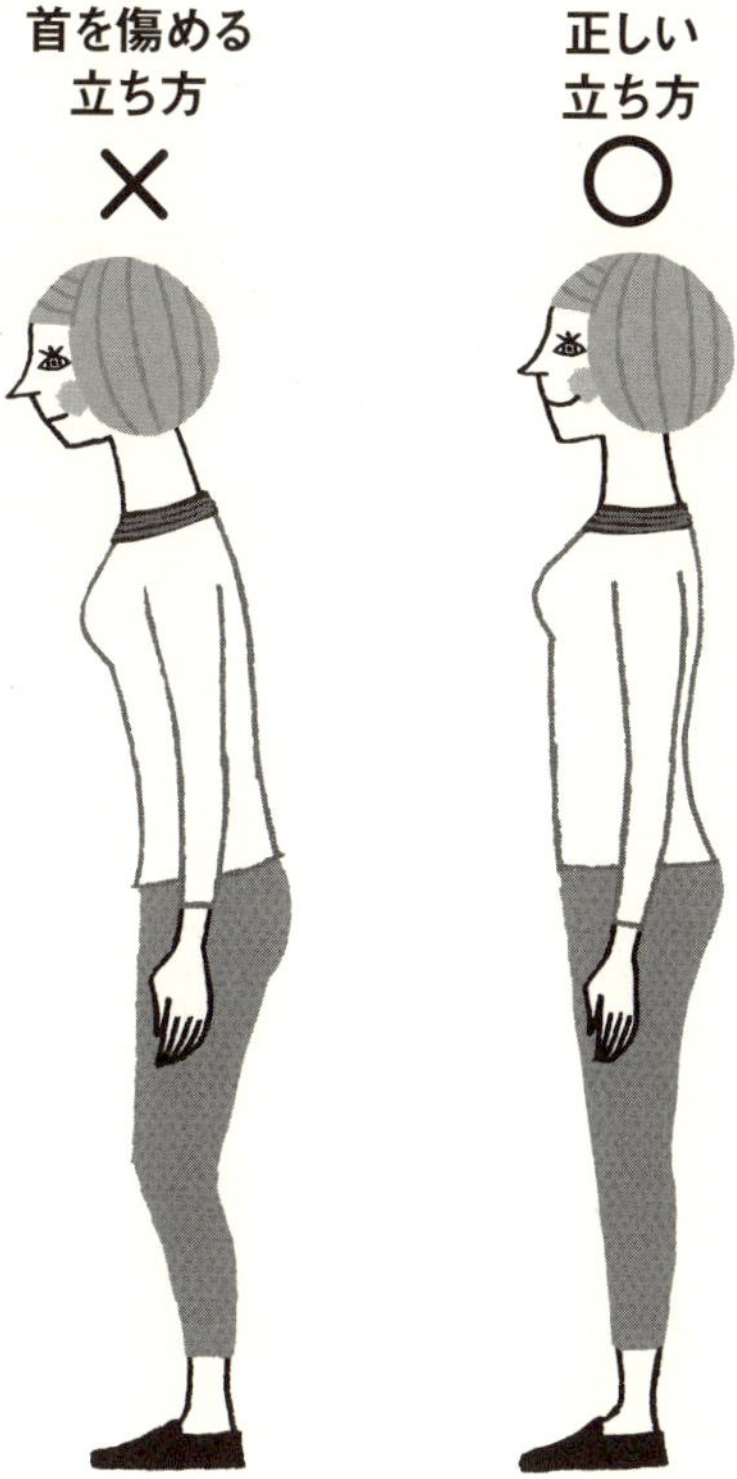

目線を上げて、首の激痛にサヨナラ

パソコンを使うなら、姿勢を正したときに、ちょうどいい高さになる机とイスを使うこと。床に新聞を広げて読む、携帯電話のメールを打つときに手元をのぞき込む、座ったまま居眠りをするなどもよくありません。首がガクンと前に折れて負担が増大します。できるだけ目線を下げないように気をつけましょう。

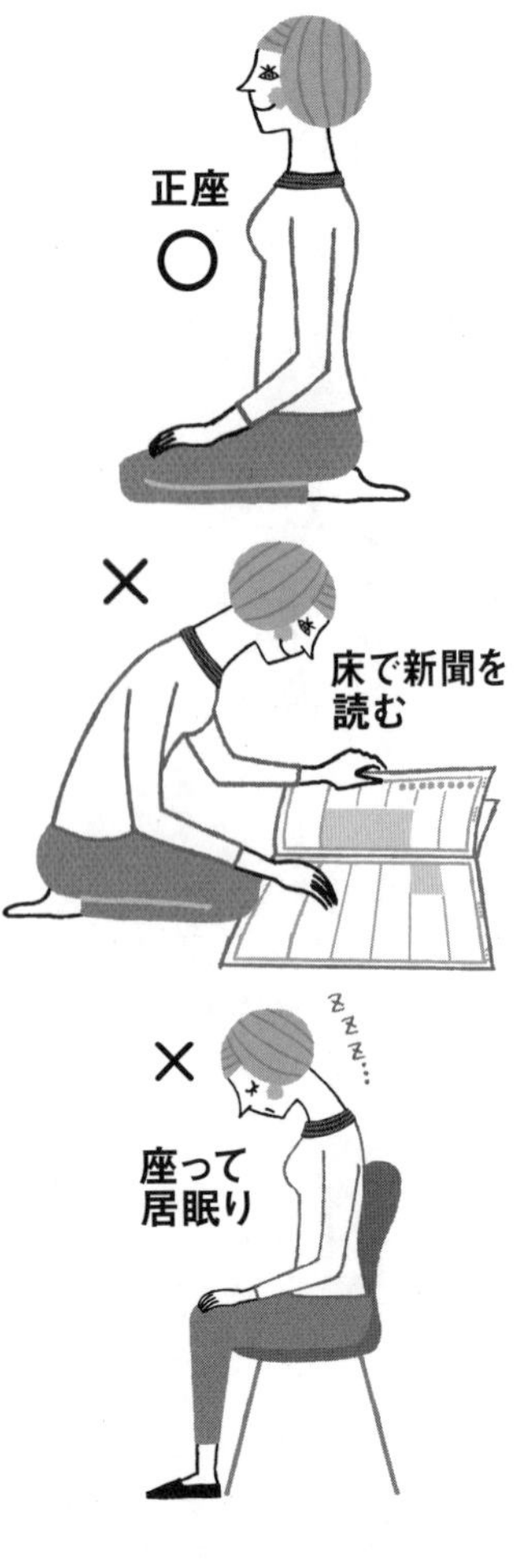

また、重い荷物を持つときや車から降りるときも顔を下げないことが大事。ウエイトリフティング競技を見るとわかりますが、ぐっと力を込めるときは顔を正面に向けていますよ。あれは全身に力を込めたときに首にかかる負担を軽減するための姿勢なのです。

ふだんから首を折り曲げないことに注意するだけで、首の痛みを軽減できます。

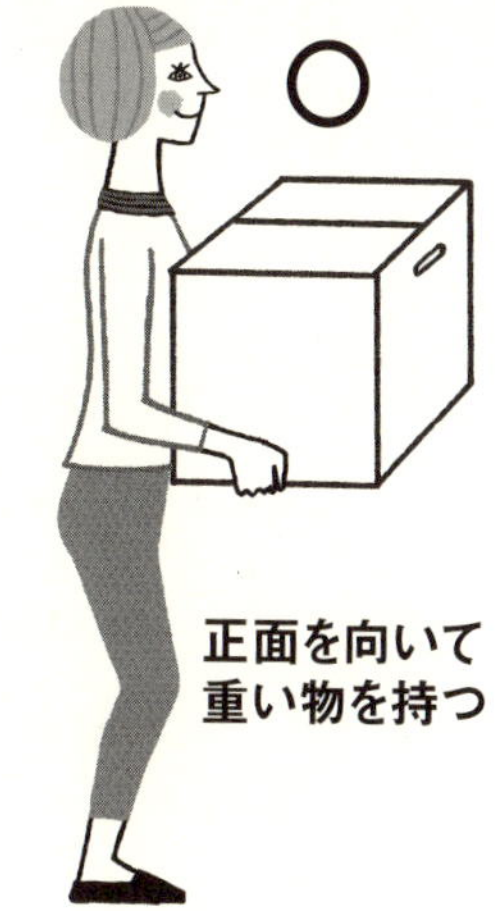
○
正面を向いて
重い物を持つ

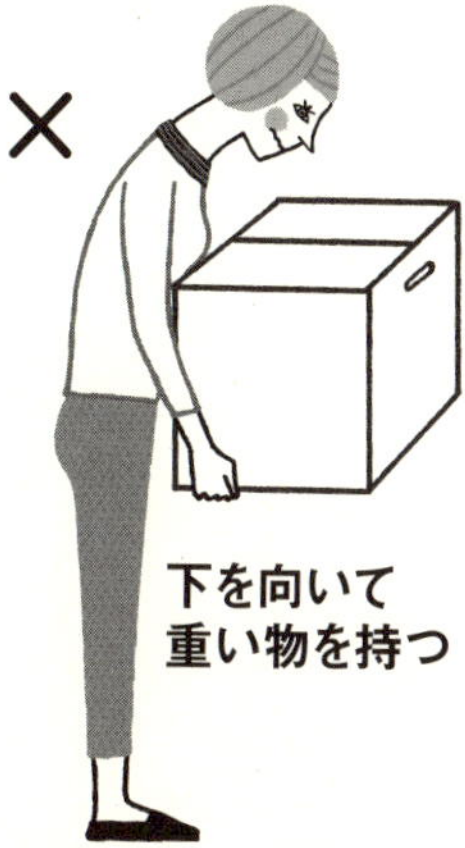
×
下を向いて
重い物を持つ

あなたの首の不調はこれが原因！

首に負担をかける原因は、転倒などの衝撃のほかに、生活習慣やクセなどの中にも隠れています。あなたの首をおびやかす原因をチェック！

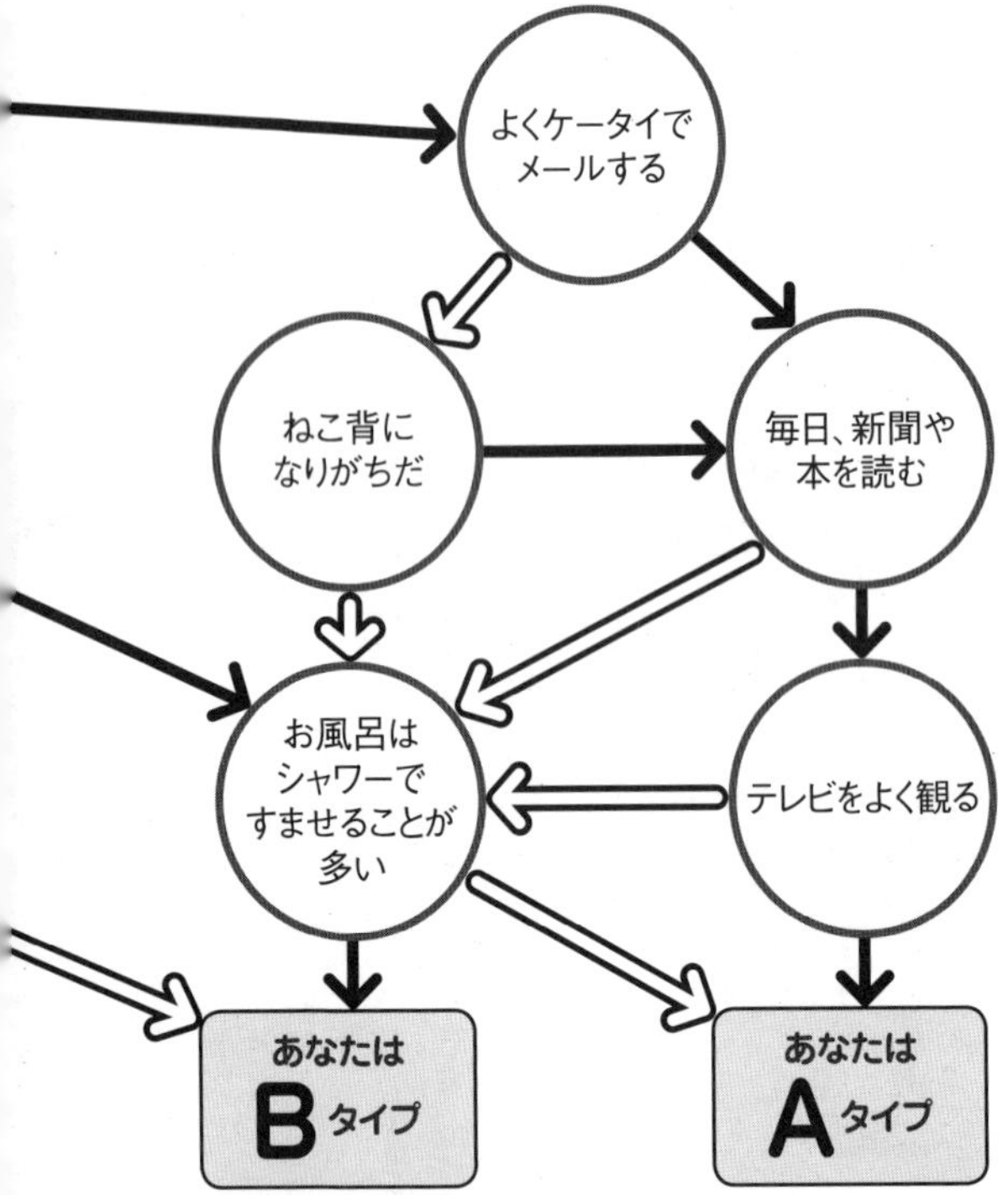

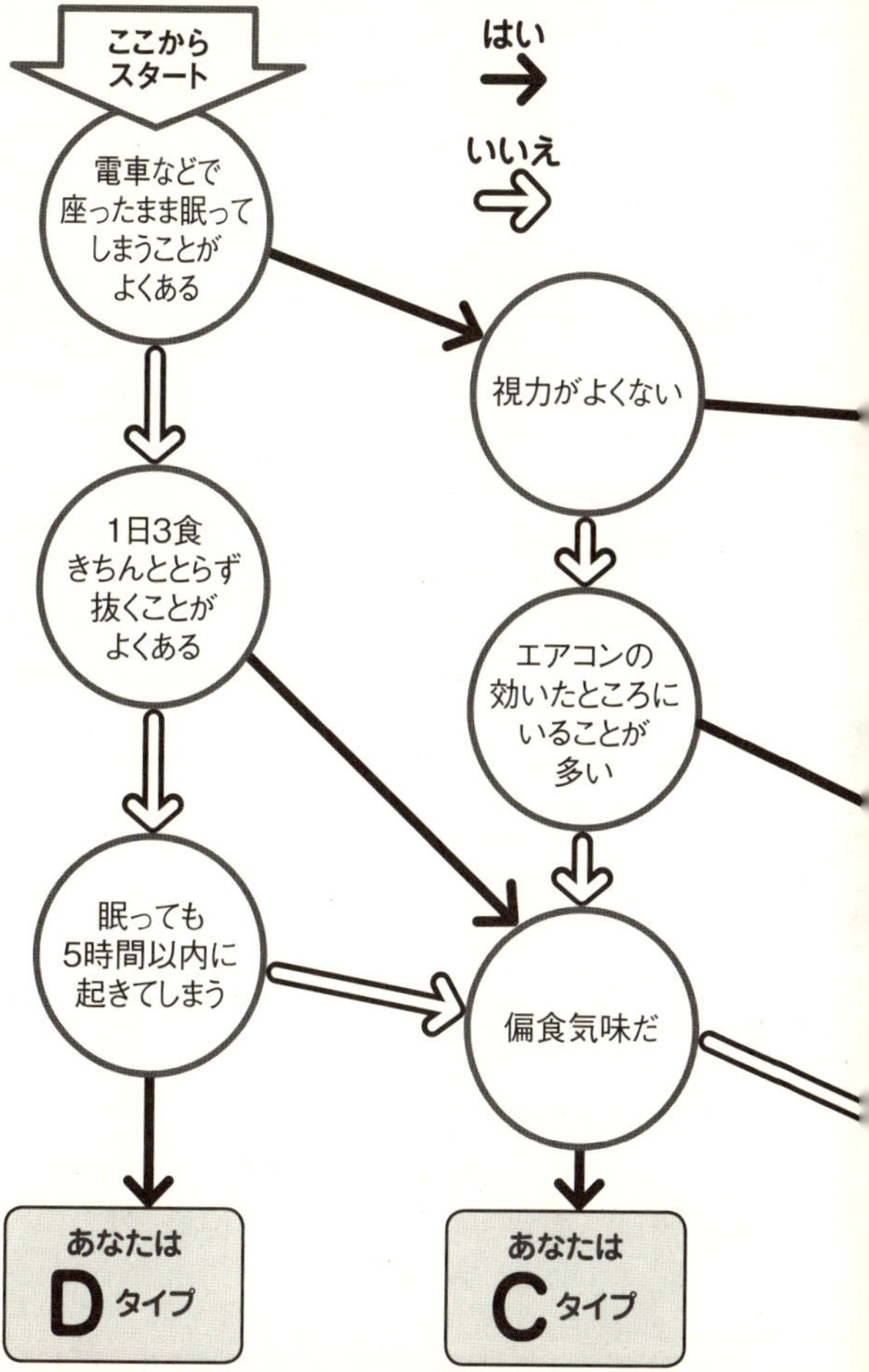
ここから
スタート
はい
いいえ
電車などで
座ったまま眠って
しまうことが
よくある
視力がよくない
1日3食
きちんととらず
抜くことが
よくある
エアコンの
効いたところに
いることが
多い
眠っても
5時間以内に
起きてしまう
偏食気味だ
あなたは
D タイプ
あなたは
C タイプ

32〜33ページで対処法を確認しよう!

Aタイプ 原因は姿勢！

前かがみの状態で長時間過ごすことが多いあなたは、継続して首に負担をかけています。ときどき、背中を伸ばすよう心がけましょう。26〜29ページの「首の激痛を防ぐ方法　首を守る姿勢、傷める姿勢とは？」を読んで、60ページからの「タオル整体」をはじめてください。

Bタイプ 原因は冷え！

冷えた場所に長くいたり、お風呂では湯船につかることが少なかったりと、気づかないうちにあなたの体は冷えています。134〜137ページの「習慣1　首を冷やさない・体を温める」を読んで、60ページからの「タオル整体」をはじめてください。

Cタイプ
原因は**食生活**！

食事のリズムが乱れていたり、好きな物ばかりを食べたり、冷たい物を好んで飲んだりしていませんか？　骨の素は栄養から！　138〜141ページの「習慣2　軟骨を維持する食べ物をとる」を読んで、60ページからのタオル整体をはじめてください。

Dタイプ
原因は**睡眠不足**！

睡眠が不足しているあなたは、首の痛みや腰痛による寝苦しさを感じてはいませんか？　高い枕でしか眠れないのではありませんか？　142〜145ページの「習慣3　寝返りで背骨を矯正する」を読んで、60ページからのタオル整体をはじめてください。

コラム

便利な生活が不調を招く！首の激痛は現代病！

昔の生活習慣は骨格を矯正していた

二足歩行の私たち人間は、どうしても首に負担のかかる体勢をとりがちですが、手足を床について四つ足状態で動くと、自然と首の矯正ができます。ですから、床のぞうきんがけは首にとって非常に優れた動きなのです。

でも、いまではぞうきんがけをする人はほとんどいないでしょう。首を適度に動かすことができる布団の上げ下ろしもしなくなりました。

また、トイレの洋式化が進んで、しゃがむことができない人が増えています。体のことを考えると和式で踏ん張るというのは素晴らしい行為！　しゃがむには背筋や向こうずねの筋力を使ってバランスをとらなくてはならないので、背骨の正常なカーブを保つためにも役立ちます。

毎日トイレでしゃがんでいれば、ひざの軟骨を刺激することもできてひざの痛みも起きにくくなります。

現代の便利さが首を傷めている

私たちの生活はずいぶん便利になりました。

物の小型化が進んだおかげで、電車内でもパソコンを使ったり、電話を操作したり、音楽を聞いたり、ゲームをしたりすることができます。家の中はリモコンだらけだし、電話も子機や携帯があるから、手元の操作だけですんでしまいます。

ですが、これらはすべて首を前に傾けた状態で行うことばかりなので、首に負担がかかった姿勢をとり続けていることになるため、首の不調が出てきます。

昔は手紙をポストに投函しに行ったり、荷物は自分で持って運んだりしていましたが、いまではEメールが普及し、連絡さえすれば荷物も家まで引き取りに来てくれます。

便利な時代ではありますが、体にとってはよいことばかりではありません。なぜなら、骨を本来あるべき場所におさめているのは、体を動かすことで鍛えられた筋肉だからです。

生活がさらに便利になればなるほど、骨格が矯正されにくくなり、ゆがみやズレが固まりやすくなります。

第2章

首の激痛が消える！ 大病が治る!!
タオル整体が効く理由

首の激痛が消える！　大病が治る!!　驚異のタオル整体とは？

首の激痛を訴える患者さんの多さは、半端ではない！

私は、「首こそ急所！　首こそ名医！　慢性症状の隠れ原因は頸椎《けいつい》にあり」を信条に、頸椎矯正の治療をしています。体の痛みを治すためには、首を治療するといいのです。首が悪ければ全身に不調が表れ、首が治ればそれだけで全身が治ってしまう。そういう意味で、首は急所であり、名医だと思っています。そんな私の整体院にいらっしゃるのは、首の痛みを抱えている方が大半です。

首が痛い方はたいてい肩も痛いし、頭も痛いんですね。首や肩の痛みはこっているせいだと思ってしまいがちですし、頭痛については首の不調からきているなんて、夢にも思わないわけです。そこで、病院に行くけれど原因が一向にわからない。そうしているうちにやっと、もしかして首と関係があるんじゃないか?と、私のところに足を運んで来られるわけです。

また、首が痛いからと病院に行ってレントゲンを撮ると、あきらかな異常が見つかり、治すには手術をしたほうがよいと言われたというような方も大勢来られます。

ところが、そのような患者さんに話をよく聞いてみると、手術をしてもよくなる確率は半々だと言われたりするのだそうです。

さすがに大切な首を手術するのはいかがなものかと思われて、みなさん手術をせずに治す方法を懸命にお探しになる。

私のところに来られる方は、首が痛くて苦しいから本当によく勉強されていて、首が体の中でとても大切な部分だということをわかっていらっしゃいますね。

首の激痛で手術を迫られた症状も改善

患者さんがよくおっしゃるのは、首が痛いと訴えても、直接首を治療してくれるところが見つからないということです。普通の整体師やカイロプラクターなら、首の重要性は重々承知していますから、うっかり手を出したくないというのが本音なのかもしれません。

しかし、体の中でも首の痛みだけは、直接治療しないとよくならない場所です。私のところでは、問診を十分にして、患者さんの骨の状態を見極めたうえで、首の骨（頸椎）に直接働きかける治療をします。手技、指技で骨のゆがみを正す治療です。ひと口にゆがみと言っても、症状はさまざま。骨の並びが左右にズレている、7個ある頸椎のうち、下部頸椎がうしろに飛び出している、あるいは骨と骨の間の軟骨《なんこつ》（椎間《ついかん》板《ばん》）が押しつぶされて詰まっている、などの症状が挙げられます。

首周辺の筋肉がこり固まっていると、骨を押し戻そうとしてもこわばった筋肉がそれを阻むことがあるので、先にこりをほぐすこともあります。

こうした治療をひと通り終えると、痛くてうしろを振り返れなかったのにスッと向けるようになる、頭を締めつけるような痛みがとれるなど、ご自身でもはっきりとわかるくらいの効果が表れるのです。

重い頭を支え、働きづめの首に痛みが出るのは当然

左の図を見ていただくとわかりますが、7個ある頸椎は、背骨の一部。背骨には脊《せき》髄《ずい》という神経の束が通っていて、ここを損傷すると命にかかわることはよく知られています。頸椎は5～6キログラムもある重たい頭を支え、動かして日々酷使されています。それなのに、胸椎、腰椎に比べて実にきゃしゃ。当然、大きな負担がかかりますので、首の痛みを訴える方が多いのはごく自然なことでしょう。

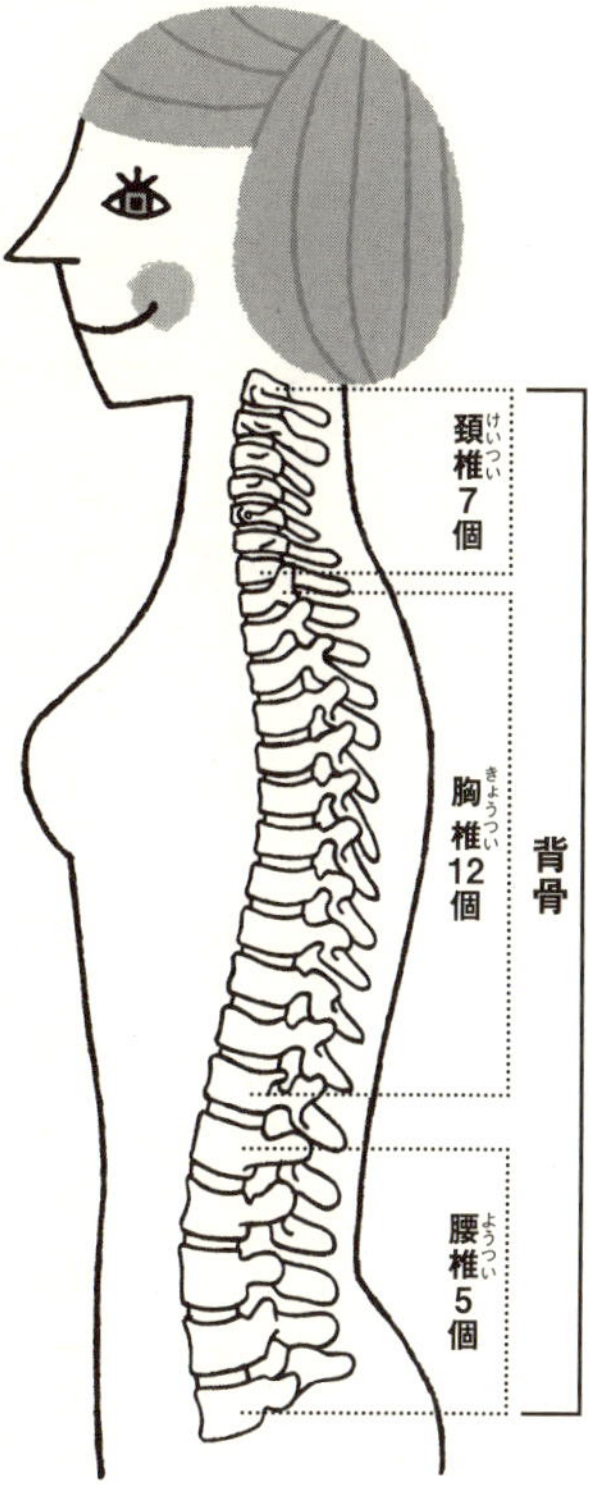

首は神経の通り道！だから、首が全身の痛みを解決する

頚椎のゆがみを正すと、全身の痛みが消える！

首の痛みを訴える患者さんのお話をうかがうと、首周辺の肩や頭だけでなく、腰や股関節、ひざの痛みや腕のしびれなど、ほかにも複数の不快症状を持っていることが多いのです。これは当然のことです。

なぜなら、背骨の中を神経の太い束が通っているからです。「首の骨と神経のモデル」の図を見ていただきたいのですが、頚椎を含む背骨が正常な状態ならば神経は真ん中を通っていて、骨に触れることはありません。この状態であれば、神経が圧迫を受けることはないということです。

ところが、骨がズレる、飛び出すなどの異常が起きると、骨の芯がズレて神経に触れます。これが、神経が圧迫されるということです。そうすると、圧迫された神経が司る部分に異常をきたすことがあるのです。

また神経は、モデルにあるような骨の中を通るものだけではなく、骨と骨の間のすき間からも体中に伸びていて、脳からの指令をすみずみまで伝える働きをしています。ですから、頸椎の間隔が詰まってその神経が圧迫されても、同じように体のあちこちに不具合が起きるのです。

これが、首の痛みを持つ方が、首とは離れた部分にも痛みを感じる理由です。だから、首を治せば、ほかのところの痛みもとれるというわけなのです。

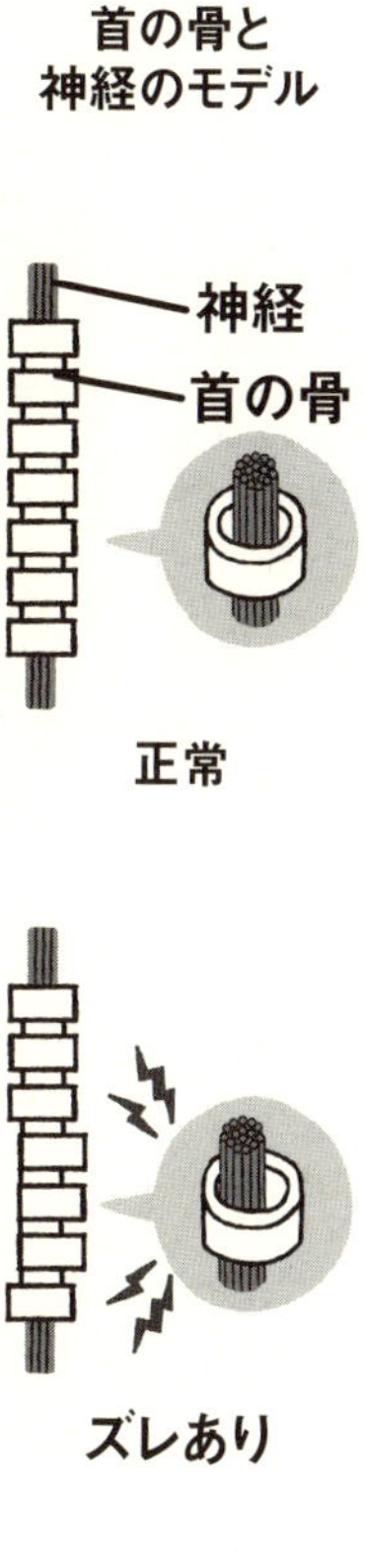
首の骨と
神経のモデル
神経
首の骨
正常
ズレあり

腰を伸ばせないほどの腰痛が首の治療で治る!

ここで、腰痛の痛みでいらした患者さんの例をご紹介しましょう。

つい先日のことです。休診日にたまたま整体院にいたら、腰が痛くて歩くこともままならない女性がやってきました。その姿は腰を深く折り曲げていて見るからに痛そうです。腰をまっすぐに伸ばすなど痛くてとんでもないので、仕事を休んでいらしたとのことでした。その日は所用があったのでふだんのような治療は行えませんでしたが、あまりにも気の毒でそのまま帰すわけにもいきませんでした。そこで、イスに座った状態で応急処置を施すことにしました。私は首の骨を押し戻しました。症状をうかがって、首に触れることたったの5分で、「ずいぶんラクになりました。これなら歩いて帰れそうです」と、先ほどまで痛みで顔をゆがめていたとは思えないほどのすっきりとした笑顔で帰られました。

彼女は腰痛を訴えていましたが、私が触ったのは首だけです。そう、もうおわかりですね? 腰につながる神経が、首で圧迫されていたことが痛みの原因だったのです。

このような方はほかにいくらでもいます。頸肩腕《けいけんわん》症候群でしびれていた腕が、たった1回の治療で消えた方、首の痛みでいらしたのに股関節の痛みまで吹き飛んで驚かれた方、あきらめていた肩こりが患部をもんだときとは比べものにならないほど軽くなったと喜ぶ方、椎間板ヘルニアの痛みが軽減された方……。みなさん「首しか触っていないのにどうして？」と不思議そうな顔をしておっしゃいます。

だるさや集中力の低下を招くストレートネック

激痛が走る、ここが痛い！という具体的な痛みをともなわないものの、疲れやすい、集中力が続かない、体力がない、体のバランスが悪くて転びやすいといった症状を招きやすい「ストレートネック」と呼ばれる状態があります。

次ページのイラストは頸椎のカーブを描いたものですが、上のように首の前側にごくゆるやかなカーブがあるのが正常な状態です。そして、下がストレートネックで、本来あるべき自然な頸椎のカーブがありません。そのため、常に首を前に突き出しているような状態になり、頭を支えるべき首や肩周辺の筋肉も育ちにくくなるのです。

頸椎の並びがまっすぐなままだと、首のバランスだけでなく、体のバランスも悪くなり、痛みを感じないまでも、体にさまざまな不調が出やすくなるのです。

最近、肩こりや首の不快感で来られる10代～20代の若い方には、ストレートネックの傾向が多くみられます。これは、ケータイやパソコンなどを長時間使うことにより、前かがみの姿勢をとり続ける習慣がついているのも関係していると、私はみています。

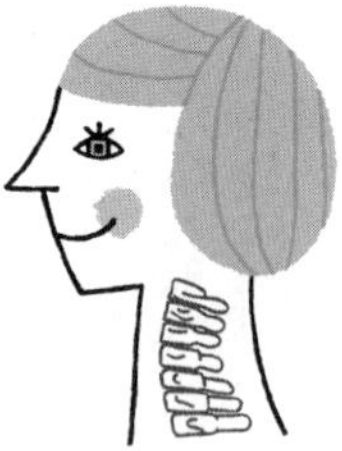

正常にカーブした首

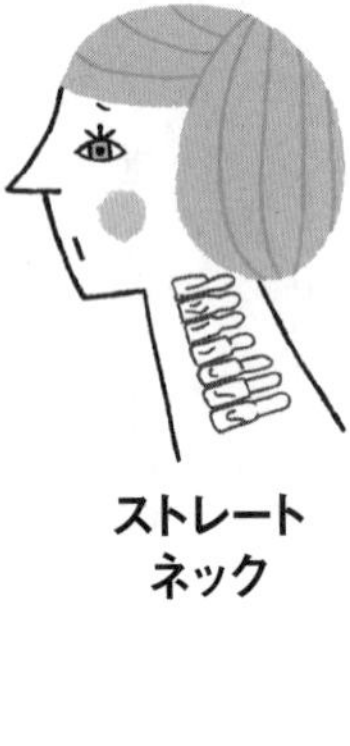

ストレートネック

整体師の手の代わりにタオルを使うタオル整体は、自分でできる簡単療法！

患者さんの体が首の重要性を教えてくれた！

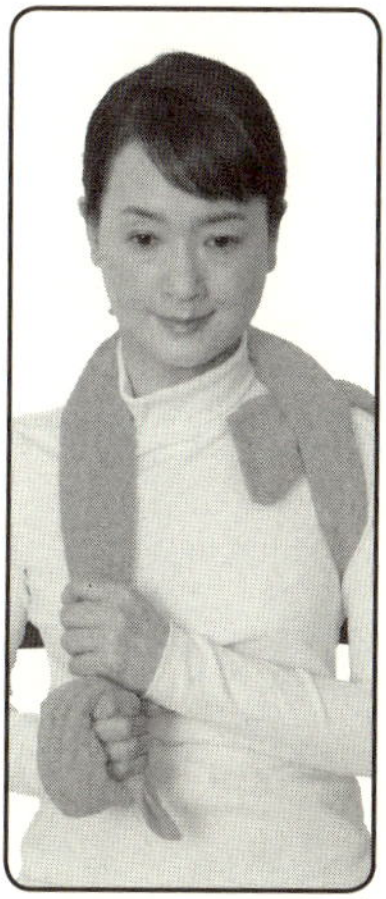

さまざまな体の痛みをとるカギは首にあると確信した私は、整体院をおとずれる頭痛、神経痛、目の疲れ、手のしびれなどの症状で悩んでいる方の首を次々に矯正しました。すると「痛い患部とは遠い首を触ってもらって、なぜか患部の痛みがとれた」と言っていただけるようになったのです。

こうして自分の治療は間違っていなかったことがはっきりし、治療に励んでいたのですが、今度は、「ここに来るとよくなるけど、痛くても来られないときは本当に辛い」と言う声を耳にしました。私はその辛さをなんとかやわらげることができないかと思うようになりました。

整体院では私の手が骨を押し戻しますが、その手が必要なときには整体院に来ていただくしかありません。そこで、私の手の代わりとなるものを使って自分で整体ができればと考え、手ぬぐいやさらしなどで骨を押し戻した状態で、首を動かして骨を自分で矯正する方法を誕生させました。そして講習会を開き、そこに足を運んでくださる方々と接しているうち、今度は、首の矯正がより効果的にできる道具があればと思うようになりました。そこで、素材選びから引き締まり具合を試行錯誤し、首の矯正専用〝組みひも矯正具〟を作りました。これは、誰もが手間なく的確にポイントを押さえることができるものとなっています。

どこの家にもあるタオルが整体師の手の代わり！

さらに、10年前、この組みひも矯正具と同じような効果をどこの家にもあるタオルで得られる〝タオル整体〟に発展させました。

タオル整体の講習会を開けば、ひざが曲がらない、肩が上がらないという方々が痛みをおして来てくださいます。ひと通りタオル整体をしたら、股関節が痛んで歩けなかった人がスタスタ歩いて帰るというような様子をたくさん目にしてきました。その後もタオル整体を続けた方からは、曲がりはじめた腰が戻って身長が伸びた、O脚がまっすぐになったという声も聞かれました。ぎっくり腰や五十肩のような激痛も、タオ

肩こりが消えた！

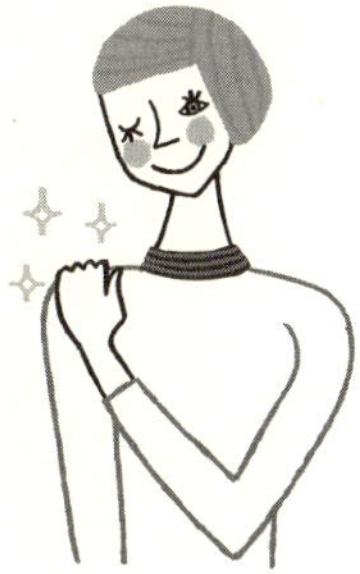

腰も快調♪

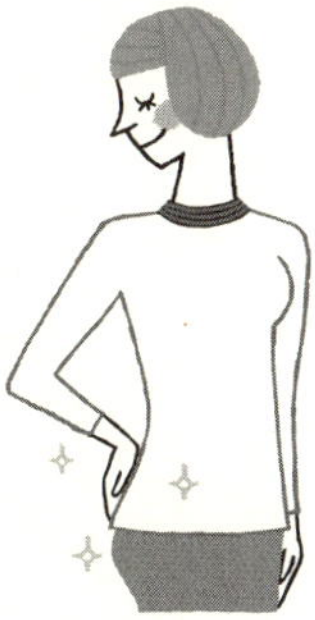

ル整体で首の骨のゆがみをとって筋肉をゆるめると、痛みがやわらぎ、回復に向かいます。

タオルとイスさえあればできますから、痛いときにすぐに行えます。毎日続ければ、どこに行っても治らなかった首の痛みが消えるのです。

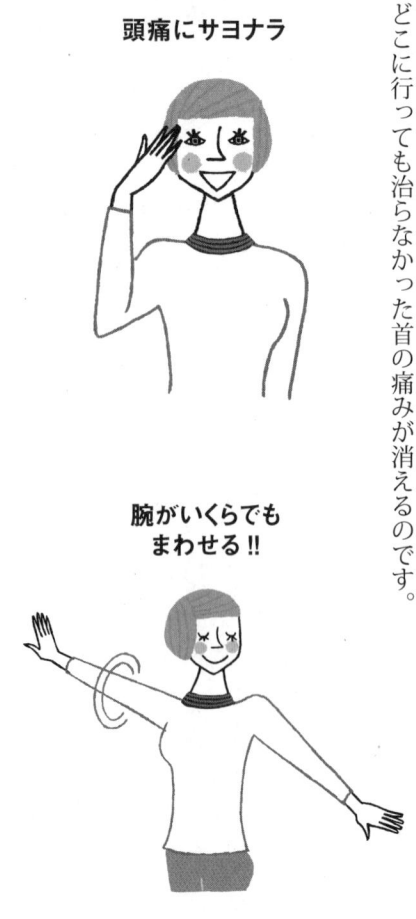

頭痛にサヨナラ

腕がいくらでも
まわせる!!

驚異のタオル整体
喜びの体験談

タオル整体で首の矯正をしたら、
病院に行っても治らなかった
首の激痛はもちろんのこと、
長年悩まされた事故の後遺症、
五十肩までがスッキリ!!
驚きと喜びの声が届いています!

事故の後遺症がラクになり、レントゲンにも効果が表れた！

駒村善之助さん（71歳）

20歳くらいのときのオートバイ事故の後遺症で、40歳をすぎた頃から首、肩、後頭部の痛みが出はじめました。中でも頭の痛みはとくにひどく、まるで頭の中で三味線のバチを打ち鳴らされているような具合です。過敏症になっていたのかもしれません。夜、床に入ってうとうとしはじめたときなどは、かすかな音がしただけでビンッと頭に響くのです。

たまらず頸椎と腰の専門病院へ行きましたが、頸椎の2番目と3番目の間がせばまっているものの、手術をするほどではないと言われて困っていました。その時期にタオル整体のことを雑誌で見て、よさそうだなと直感したのです。それで朝と入浴後に2、3日やってみたら、あれほど痛かった頭と首、肩がずいぶん落ち着いたのです。治療法がないところに期待以上の効果が出たので、毎日続けることにしました。

そうして3か月たった頃には、かなりラクになって痛みの半分ほどはとれた感じがしました。そのうえ、足腰の動きもよくなり、自転車をこぐと以前より軽いのです。

さらにその1か月後、すごいことが起きました。病院で8か月ぶりにレントゲンを撮ったら、医師が「よい方向に向かっている」と言うのです。これには本当にびっくりしました。タオル整体の効果がレントゲンで証明されたんですから。

私はこれまでなんとか痛みをとろうといろいろ勉強してきたのですが、その結果、首は脳の一部だと思うようになりました。それほど重要な部分ですから、体力や免疫力を落とさないためにも、一生タオル整体を続けるつもりです。

最後に、タオル整体を先にはじめた者としてアドバイスさせていただくなら、もし痛みが出たら力を弱め、回数を少なくするといいと思います。無理をするのはよくないですが、動かさないでいると体が固まってしまう気がしますから。

吐き気がするほどこっていた首が、1週間で軽くなりました。(47歳・女性)

首と脚のつけ根の痛みが同時にとれてびっくり!!

春名はつこさん（43歳）

若い頃から吐き気がするほどのひどい肩こりでしたが、あるとき行った鍼灸院で、首の骨が出ていると言われたことがありました。自分では肩こりだと思っていたのですが、言われてみれば首が痛みます。触ってみると、確かに骨がうしろに飛び出しているようでした。

2、3週間前に知人にその話をしたところ、肩こりがすぐにほぐれる方法があると教えてくれたのがタオル整体でした。内心「本当に治るの?」と思いましたが、タオルとイスがあればできるというので、半信半疑ながらさっそく試してみました。知人の「すぐにほぐれる」という言葉が頭に残っていたので、首を何度もまわして、倒して、牽引《けんいん》もぐいぐいやりました。

タオル整体をする前にとくに気になっていたのは、左側の首の詰まりと脚のつけ根の外側の痛みでした。それが、タオル整体を思う存分した頃にはこりがラクになり、脚も何の違和感もなくスッと上がるようになっていました。首周辺のこりがとれたのは当然な気もしましたが、脚のつけ根の痛みがよくなったのは不思議でした。動かしたのは首だけですから。これまで指圧マッサージや鍼灸院につぎ込んだ金額は半端ではないし、マッサージ器や湿布だって山のように使ってきました。それでもこんなふうに脚まで軽くなったことはありませんでした。

ところが翌日がたいへんでした。首をもみ返しのような痛みが襲ったのです。どういうことだろうと思い、タオル整体を教えてくれた知人に電話をすると「痛みが強い人ほど少しずつやったほうがいい」と言われ、張り切りすぎたことを後悔しました。とはいえ、3日後にはもみ返しもおさまったので、いまは少しずつ続けています。家で思いついたときにすぐできるし、何よりも脚の痛みがおさまったことに威力を感じたからです。首の痛みがすっかり消えるのを楽しみにしています。

触るとわかるほど飛び出していた首の骨が引っ込んだ！（51歳・女性）

振り返ることすら辛かった首がウソのようにすんなりまわった！

辻升人さん（68歳）

もともと母親譲りのねこ背で、仕事や趣味でパソコンを長時間使うから肩がこるのはしかたないとあきらめていました。ただ、両肩同時に五十肩になった経験もあり、治るものなら治したいと思っていた折、首や肩のこりを治す講習会が近所であると知り、行ってみることにしました。それが去年の夏のことです。

当時はゴルフのやりすぎで左の首から背中にかけての筋肉がパンパンに張っていて、痛くて左を向けない状態でした。ところがタオル整体をして、加藤先生に首の骨を押してもらったら、すんなりと首が左へまわったのです。「あれっ？」という感じで心底驚きましたね。ついさっきまで顔を少しも動かすことができなかったのに、5分後にはうしろをラクに振り返れたんです。

その驚きの効果に魅せられた私は、仕事用のイスにタオルを常備して、合間にちょこちょこタオル整体をするようになりました。座ったまま短時間でできるので、ちょっとした気分転換にもなります。少しこってきたときにマメにすると、筋肉がほぐれるのが自分でもわかります。私は首をまわす、うしろへ倒す、牽引するの３つをやりますが、とくに牽引したあとはスッキリしますね。

講習会では首がいかに大切かという話も聞きましたが、その場ではそんなものかと思う程度でした。しかし、その後、阪神の赤星選手が首と背中を傷め、生死にかかわるほど深刻なため引退するというニュースを聞き、首は本当に命にかかわる場所だと大いに納得しました。

私は事故で何度もむち打ちをしていますし、仕事柄、ぎっくり腰の常連。駅のホームにある、視覚障害者用の突起に足先をぶつけた拍子にぎっくり腰をして立ち往生したこともあります。寒いと体が縮こまって肩こりもひどくなるので、冬は用心しないといけない季節。これからもマメにタオル整体をしていきます。

椎間板ヘルニア、肋間神経痛、座骨神経痛がやわらぎます。（67歳・女性）

痛み止め注射がいらなくなり、いまでは首の痛みがありません

小川静江さん（80歳）

足を悪くした主人に肩をかしていたせいか、5年前から首に痛みが出はじめました。首を何かで支えないといられず、家にいるときはイスに座って常に首にクッションをあてていましたし、バスや電車では頭が寄りかかれる席にしか座れないありさま。下を向く作業が多いから料理も苦痛で、し終えたらすぐに横にならないと痛みがおさまりません。それで、しかたなく、寝る直前に翌日の食事の支度をしていました。掃除もままならず、家も汚れていましたね。

病院も3軒まわりましたが、レントゲン写真を撮って軟骨が減っていると説明されたものの、症状が改善されることはありませんでした。次に行ったペインクリニック

では、注射を打つと痛みが止まるのですが、痛みがおさまっているのはせいぜい1週間。保険がきかないので治療代がばかになりませんでした。

そんなとき雑誌でタオル整体を知り、加藤先生の治療を受けてみることにしました。すると首が軽くなり〝効いた！〟と心から思えたのです。こんなことは病院でもペインクリニックでもありませんでした。雑誌で見てやってみたいと思っていたタオル整体も教えてもらい、朝と気がついたときに毎日続けています。加藤先生の整体院は家から遠いので、頻繁には通えませんが、タオル整体ならば自分でできてとても便利です。コツがつかめてきたいまでは、湯船につかりながら、うしろ首を自分の指で押さえてカクンと倒したり、まわしたりすることもあります。

タオル整体をはじめて4か月がたちましたが、首の痛みはすっかりおさまり、暮れには障子の張り替えをすることもできました。首が痛かった頃には、寄りかかって頭を支えられないため美容院に行くのが恐怖でしたが、先日はパーマをかけに行って2時間も座っていることができました。あれほど痛かったのがウソのようです。

パソコン作業の合間にすると、目が冴えてきます。（58歳・男性）

さあ、お待ちかねのタオル整体をはじめましょう。

タオルを肩に固定して行う方法がふたつと、腕の力で首を引っ張る牽引法がありますが、どの整体から行ってもかまいません。

ただし、どの方法も頑張りすぎないことが大切です。

気持ちいいと感じる程度の回数を毎日続けてください。

正しいタオルの巻き方
… 76 ページ

ズレた骨を正しい位置に戻す
… 90 ページ

飛び出した骨を押し戻す
… 102 ページ

詰まった骨を引っ張って伸ばす
… 114 ページ

タオル整体のあとにやると効果倍増！
こり固まった筋肉をほぐして仕上げる
… 126 ページ

第3章

首の激痛が消える！ 大病が治る!!
タオル整体をやってみよう

必要なものはタオルとイスだけ！

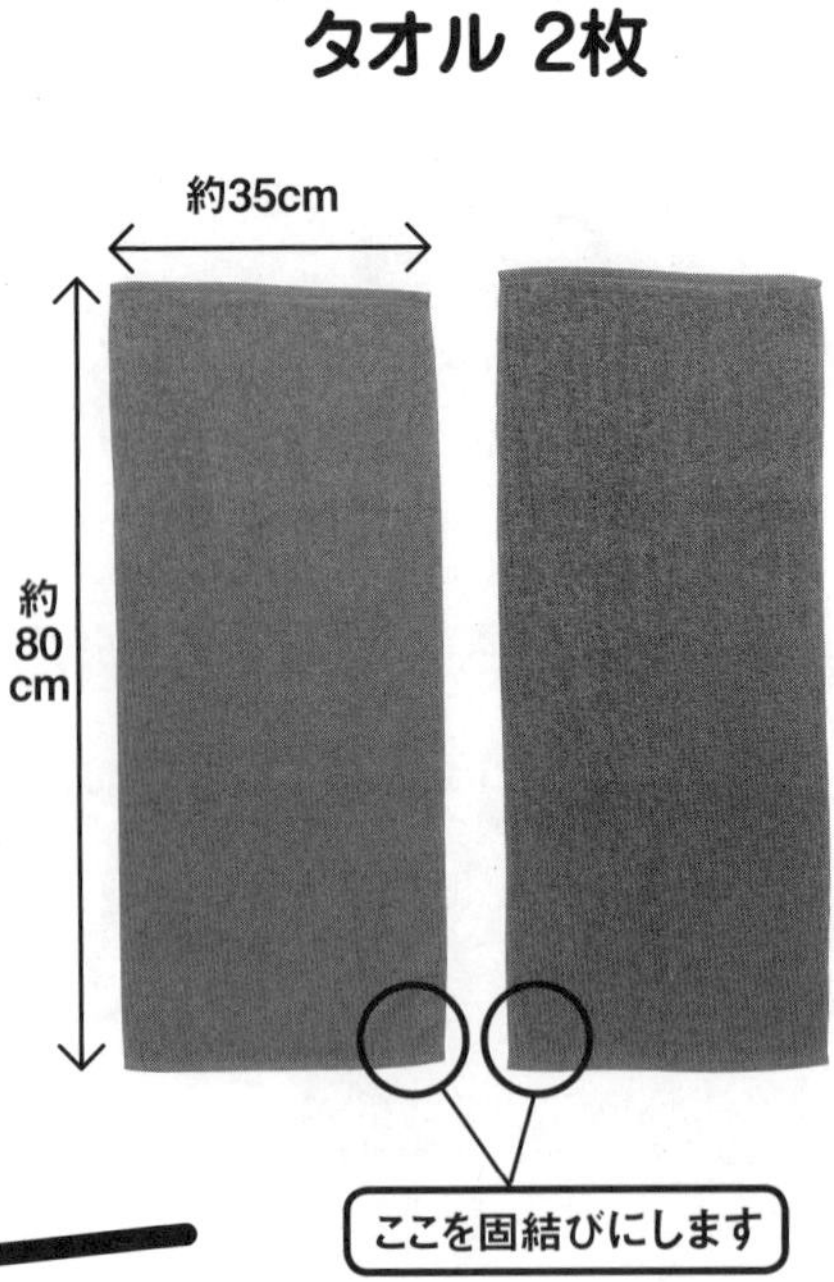
タオル 2枚
約35cm
約
80
cm
ここを固結びにします

どんなタオルがいい？

やや厚手のタオルを使うと首をしっかりと支えやすいです。薄手のものだと、少し頼りなく感じたり、押さえるべき骨からズレたりする場合があります。

長さが足りないときは？

かなり厚手のタオルを使った場合や、背が高い方など体格によっては、タオル２枚では長さが足りないこともあります。その場合は、タオルをもう１枚同じように固結びでつないでください。

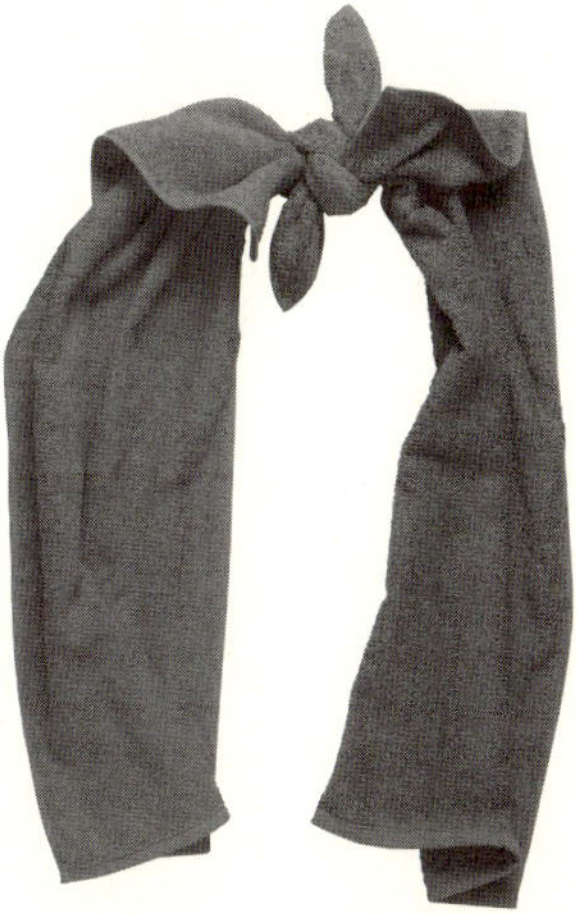

完成！

ストレートネックが原因のだるさが２日で軽減しました！（25歳・男性）

背もたれつきのイス

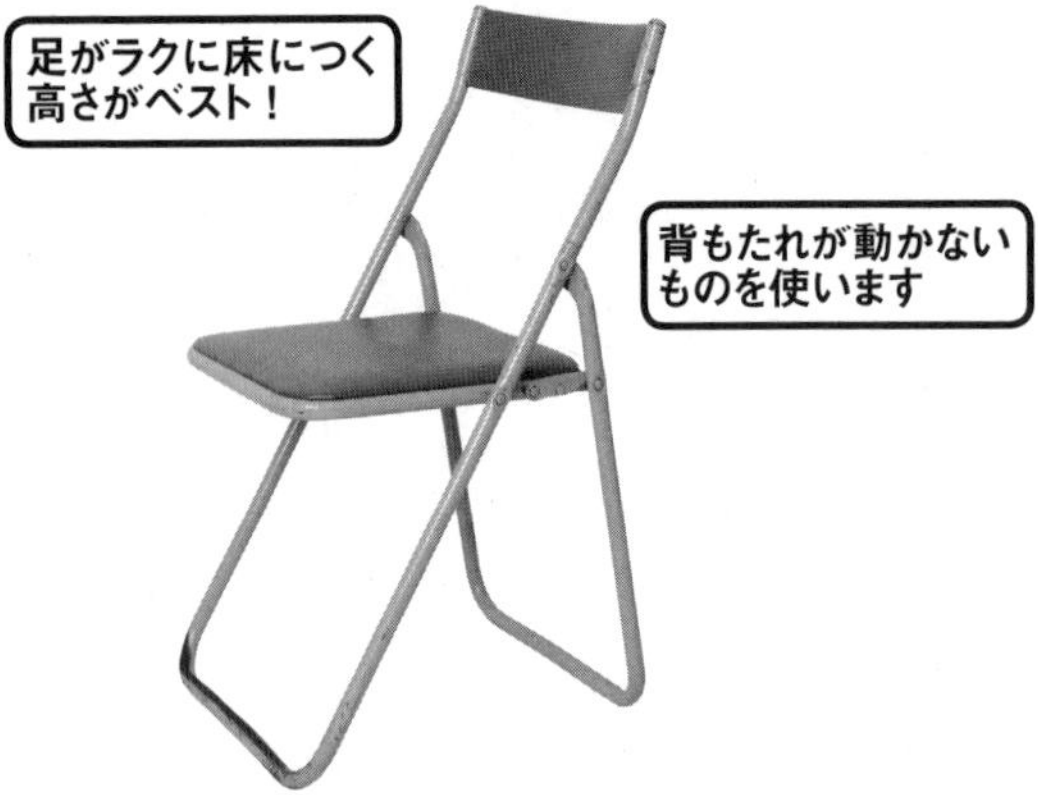
足がラクに床につく
高さがベスト！
背もたれが動かない
ものを使います

座イスでもいい？

適当なイスがみつからない場合は、座イスを代わりに使うことができます。ただし、この場合も背もたれが動かないものを選びましょう。

快適に行うには薄手のタートルネックか、えりつきシャツがおすすめです

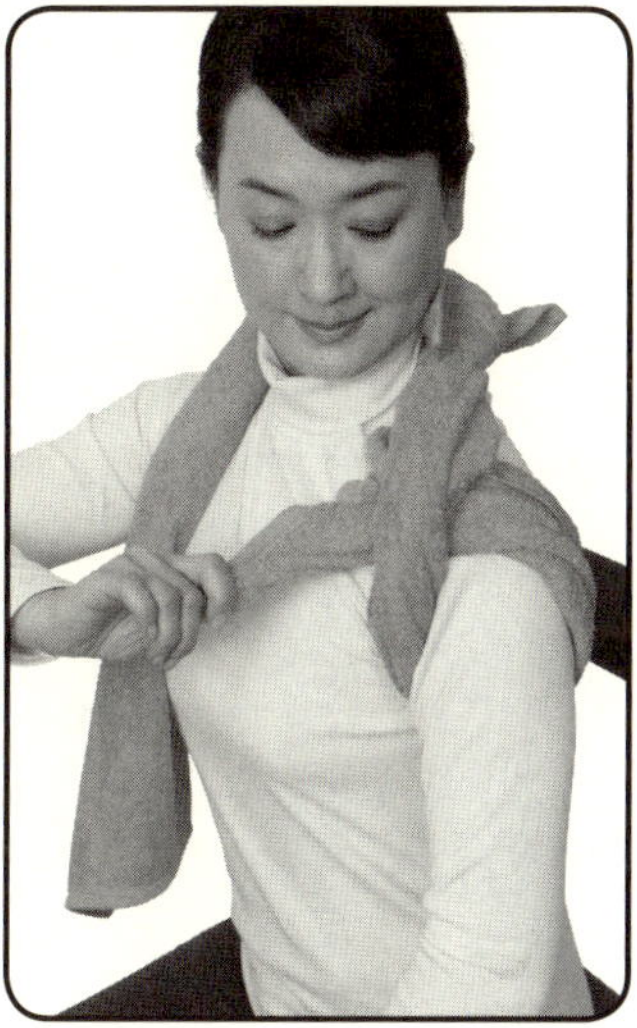

タオルが地肌に直接あたると赤くなったり、すれて痛みを感じたりすることがあるので、肌とタオルの間に薄い布があると安心です。タートルネックかハイネック、えりつきのシャツならばえりを立てて行うといいですね。

手術をすすめられた首の痛みがラクになりました。(51歳・女性)

タオル整体の前と後で比べてみよう

タオル整体をすると、またたく間に筋肉がほぐれます。はじめる前と終えた後で柔軟性を比べてみましょう！

どれくらい前屈できますか？

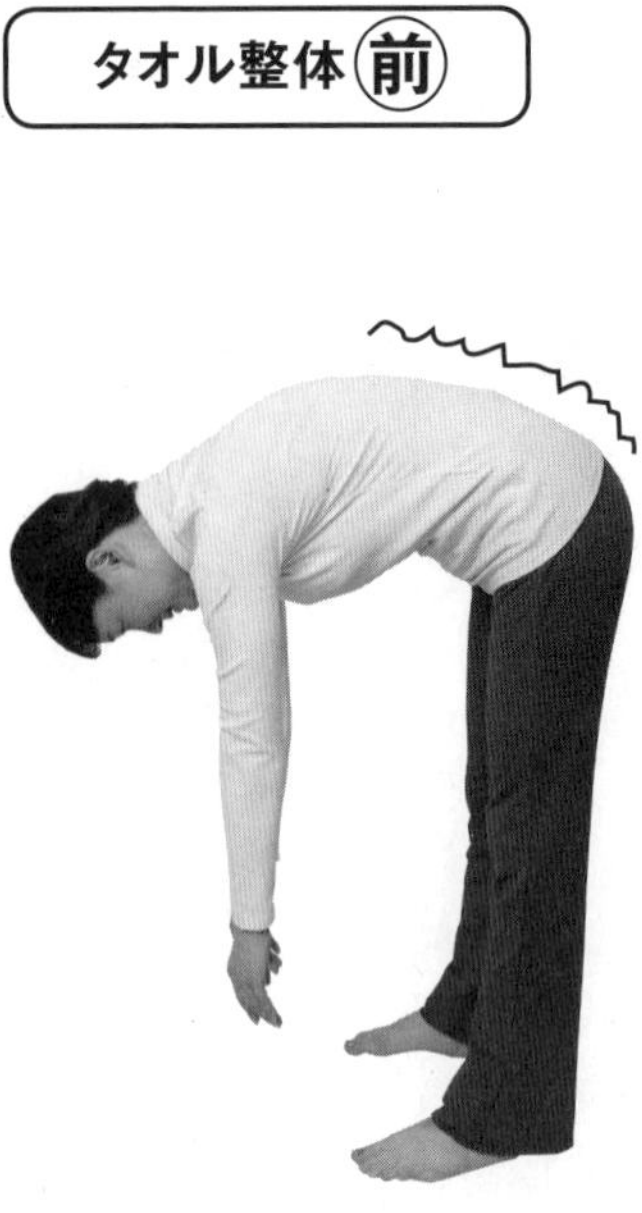

タオル整体㊝

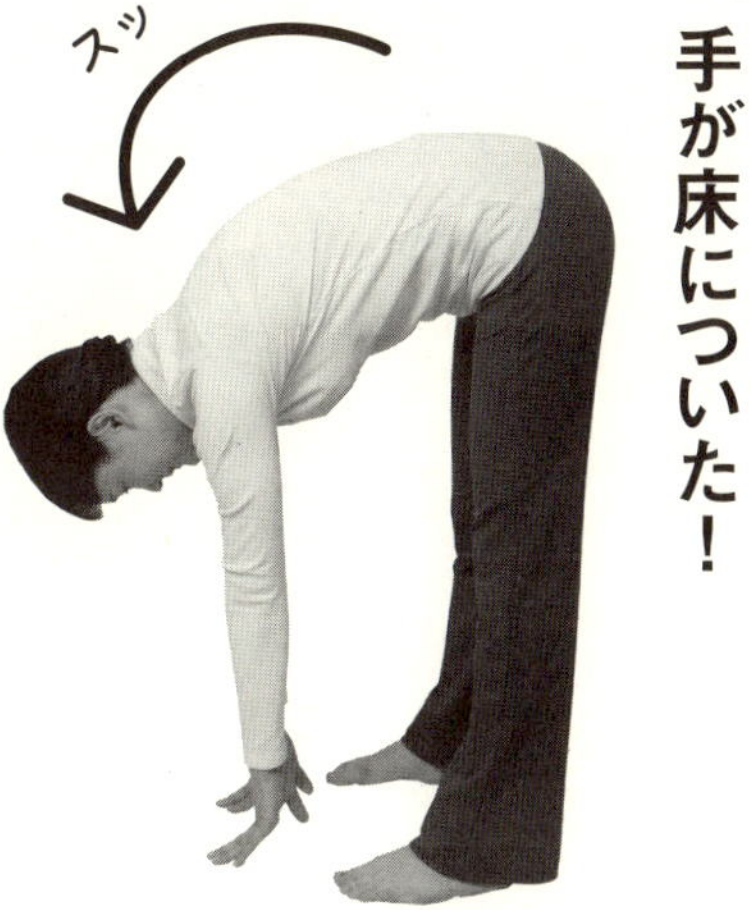

頚椎すべり症による頭が締めつけられるような痛みがとれた！（52歳・女性）

タオル整体㊮前

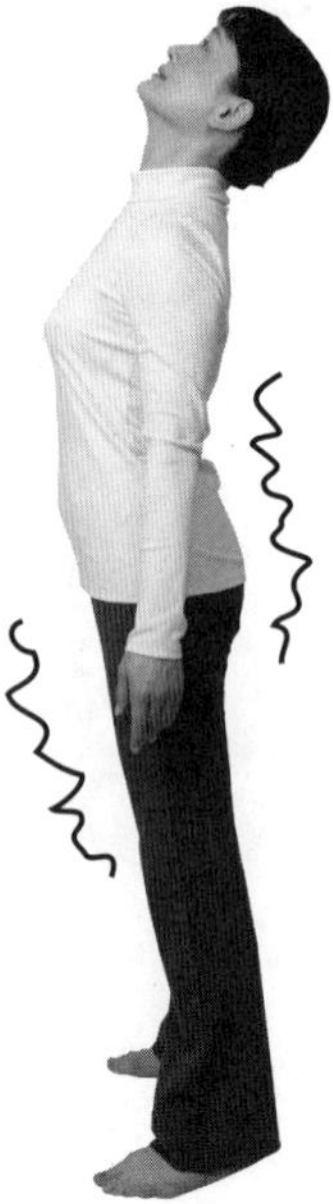

どれくらい体を反らせられますか？

タオル整体㊝

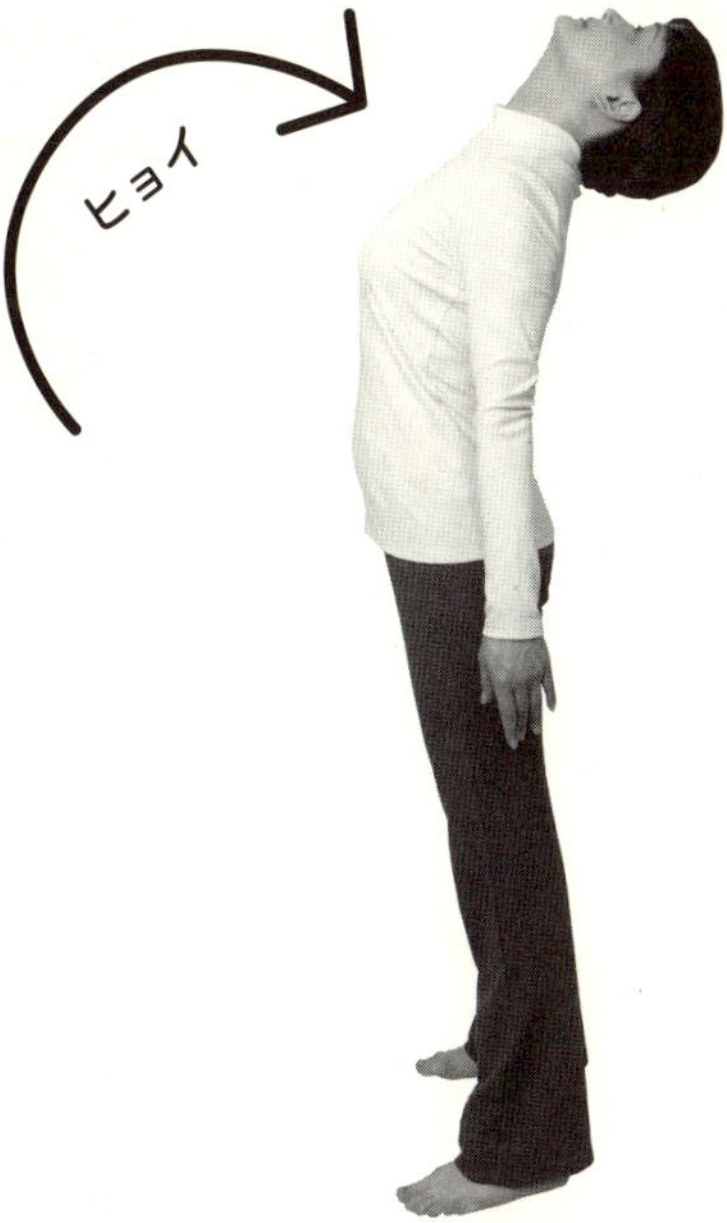

天井がしっかり見えた！

転んで歩行困難になっていたのに、足が動かせるように！（70歳・女性）

タオル整体㊝

どれくらい横を向けますか?

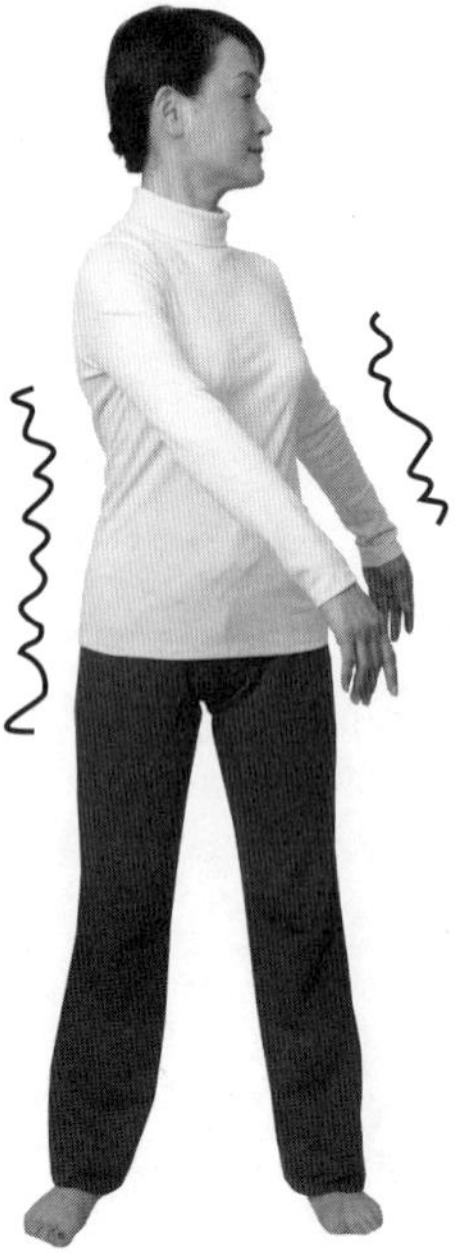

タオル整体（後）

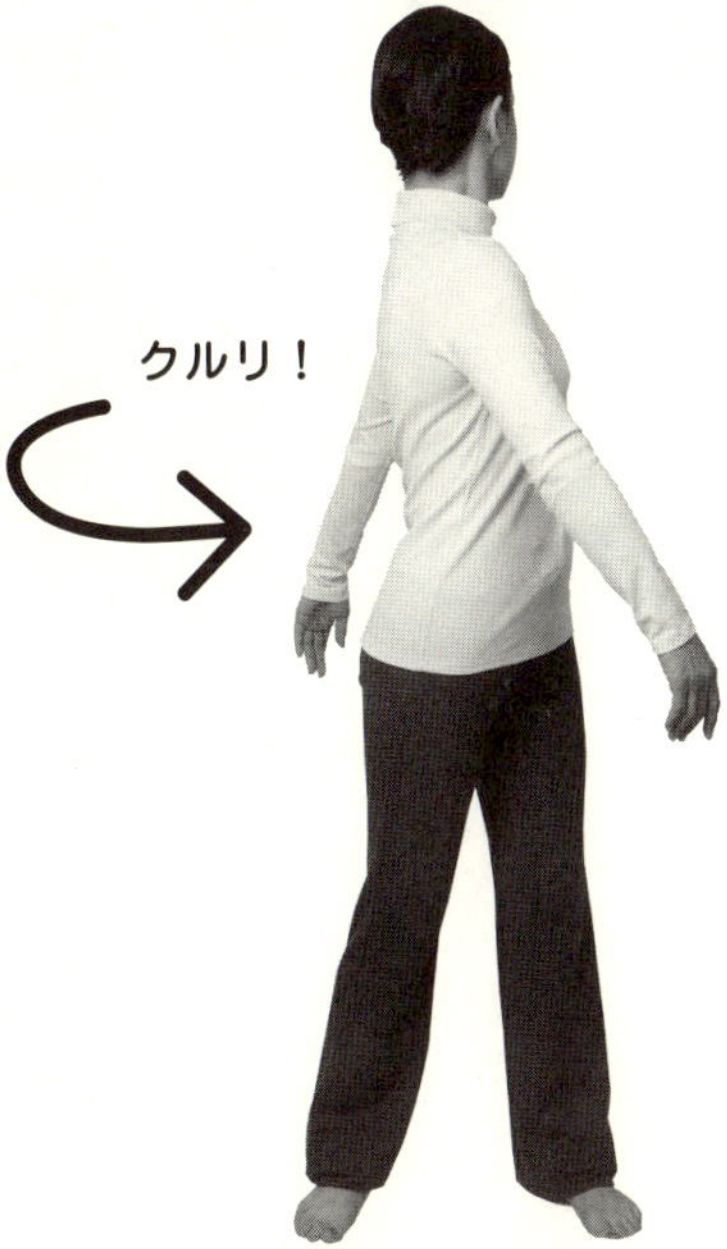

あらら、うしろが見えちゃう！

歩くだけで痛かった股関節。今ではいくらでも歩けます。（59歳・女性）

タオル整体で気をつけるポイント！

タオル整体の効果を上げるコツはこの4つ。今ひとつ効果が出ないと感じたら、このポイントをチェックしてみましょう。

注意！ 厚着をすると効果が減

何枚も重ね着したり、厚手の服を着たりしていると、タオルで骨を押し戻す力が伝わりにくくなります。タオルをあてる首の部分は、シャツ1枚程度の薄着で行うのが効果を上げる秘訣です。

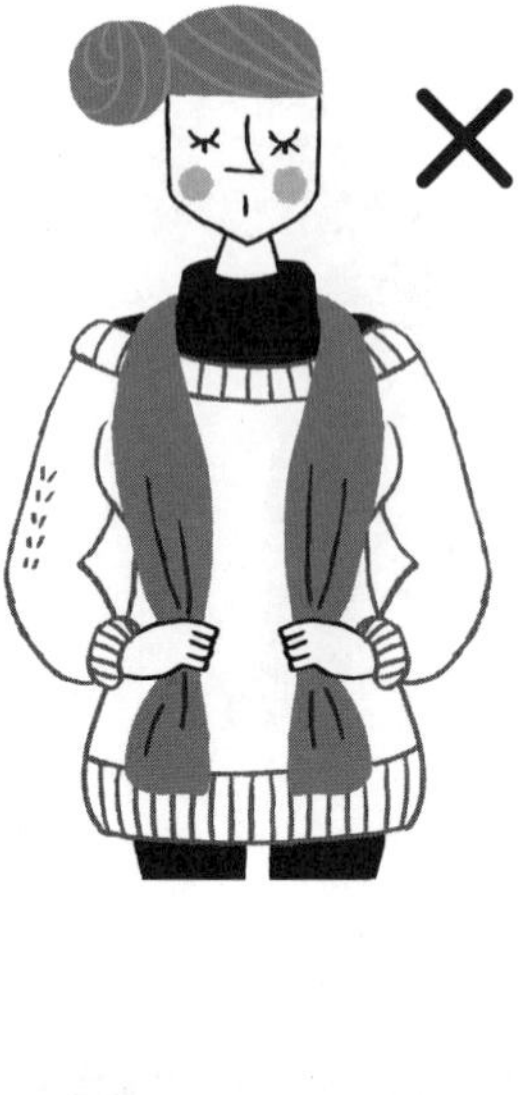

注意！ タオルをあてる位置は正確に！

無意識にタオルを巻くと、首の上部にタオルがあたりがち。飛び出しやすいのは７つの首の骨のうち、下部の３つです。首のつけ根にタオルがあたっているかどうかを確認しながら行いましょう。

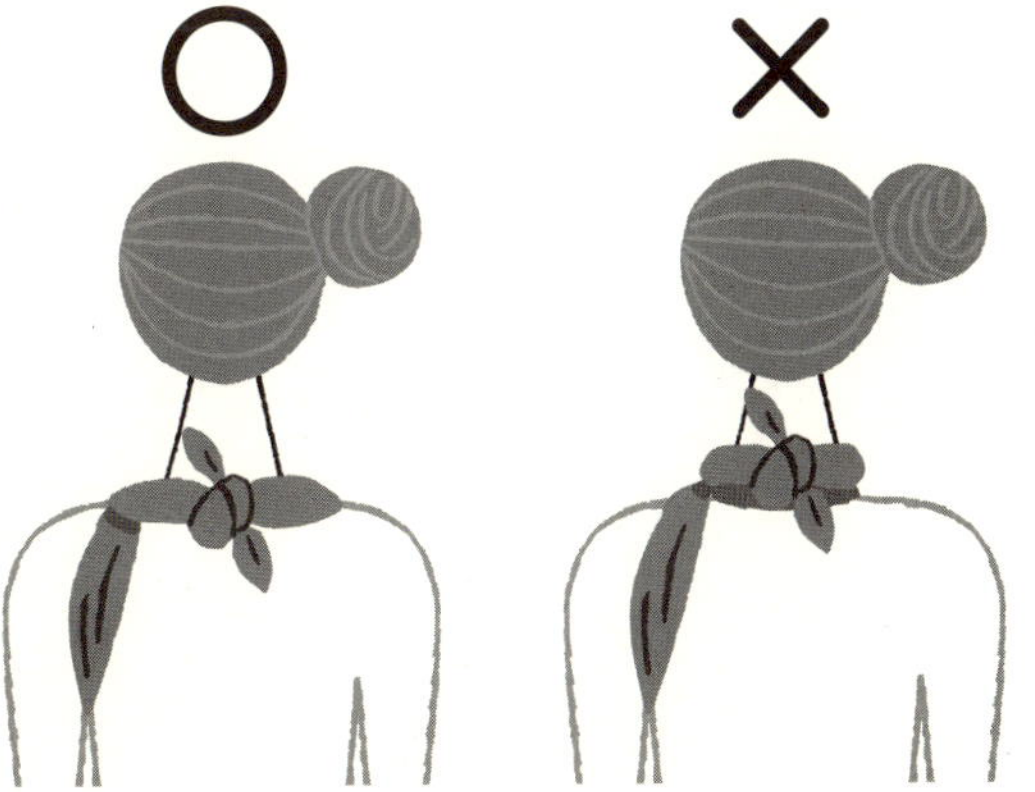

1 週間で血圧が下がりはじめました。(56 歳・女性)

注意！ 効果がないばかりか首がしまって危険!!

手で握ったタオルを肩に巻いた側に引っ張ると、首の横を押さえてしまいます。これでは首のうしろに飛び出た骨を押し戻せません。首をしめる危険もあるので、タオルはまっすぐに下ろします。

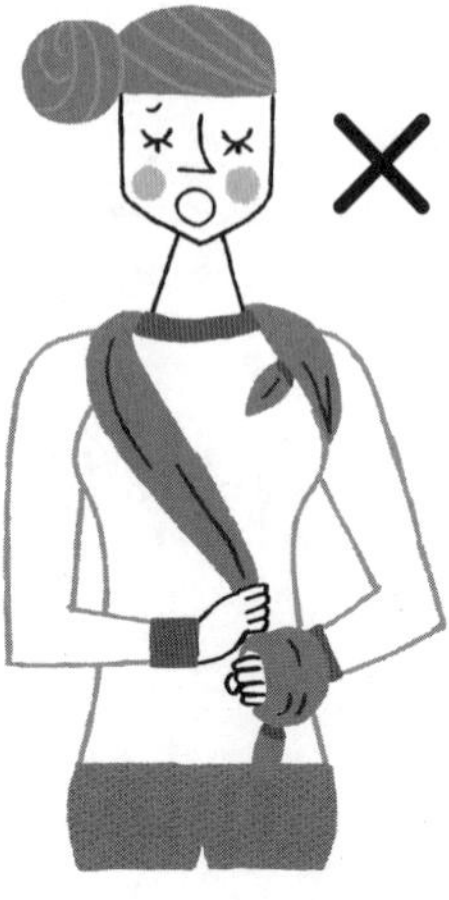

注意！　タオルを握る手のひじはワキ腹に添える

ひじが開きすぎていると、タオルの張りを保とうと腕に力が入って肩がこります。逆に閉じすぎていると、首の横がこすれて痛みを感じることも。よけいな痛みをつくらないために、ひじは軽くワキ腹に添えて直角にしてください。

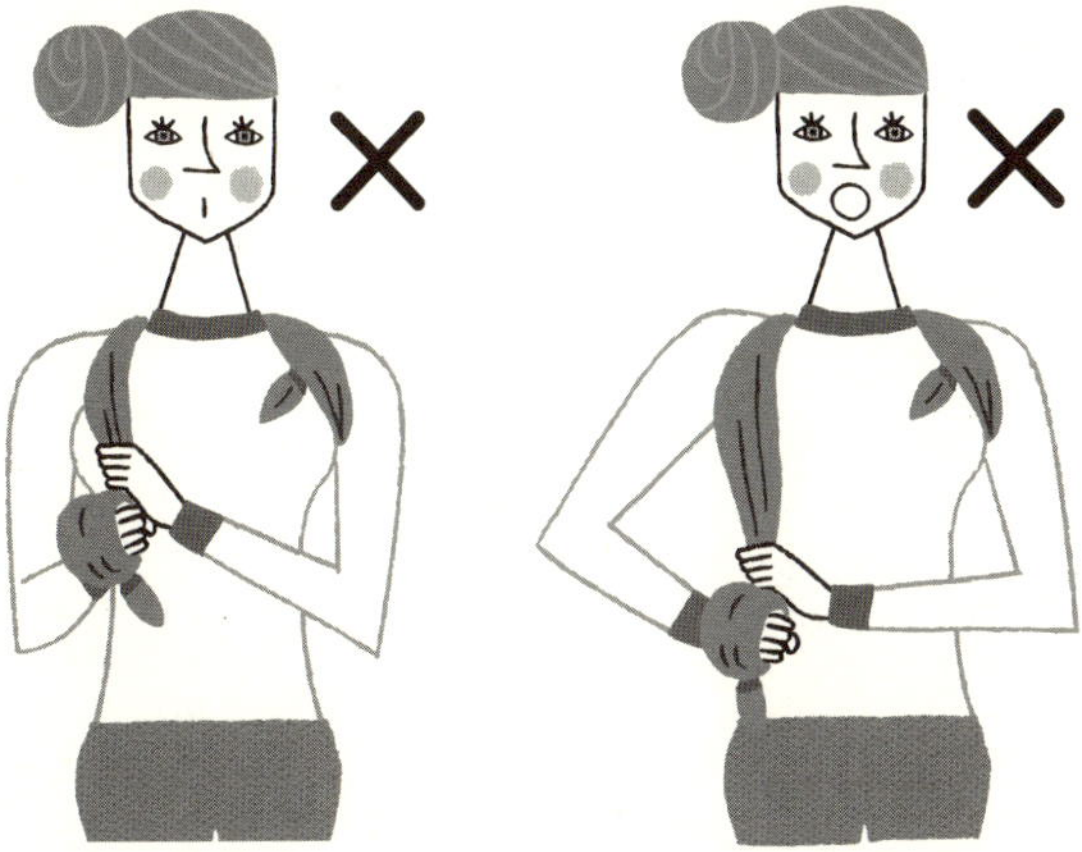

ここが大事！

正しいタオルの巻き方

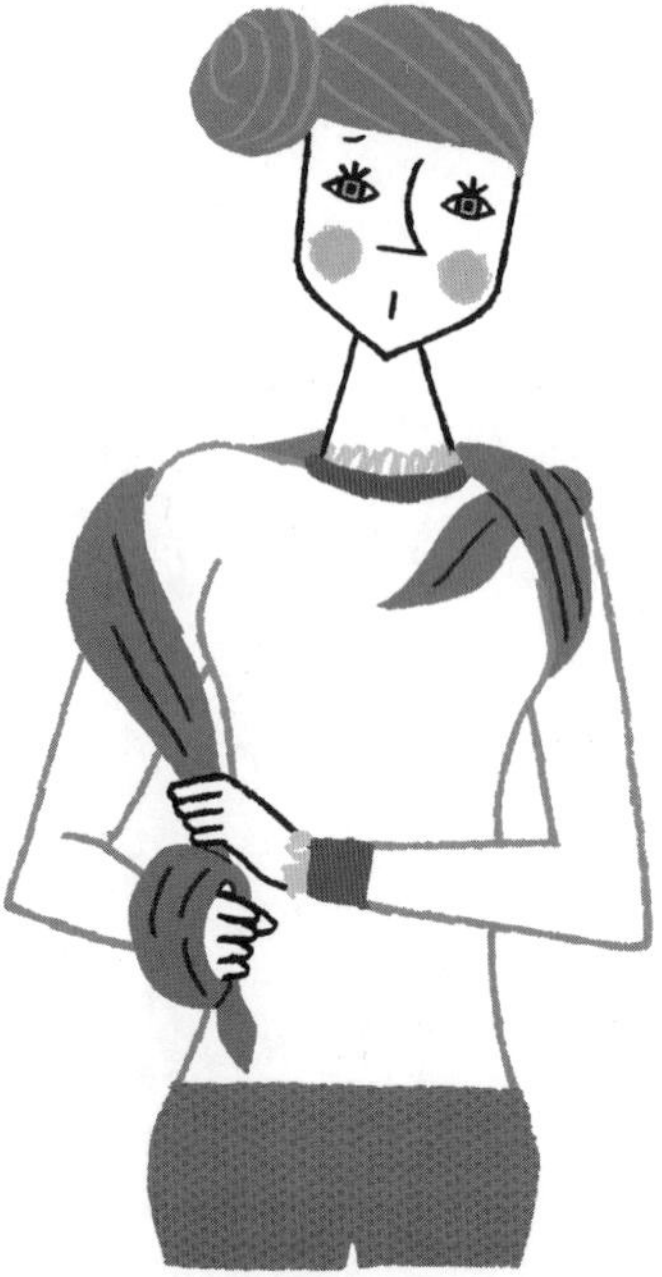

こんなふうに肩の外側を通しては、タオル整体の効果がありません。タオルはたるみのないよう、きっちり巻くことが大切です。

タオル整体はラクな姿勢で行うこと、タオルを確実に首のつけ根にあてること、毎日少しずつ続けること、この３つが大切なポイントです。

体の一部に負担がかかる姿勢で行うと、首の痛みはおさまっても、肩こり、腕のしびれ、腰痛などを招く恐れがあるので、ゆったりとリラックスした姿勢をとります。

78ページからは、左肩にタオルを巻いた場合のタオル整体のやり方を説明します。ただし、右肩に巻いたら効果が上がったという方もおられます。理由は、その方の首の骨の状態であったり、利き腕などの関係であったりしますので、どちら側も試してみて、しっくりくる側の肩に巻いて行うことをおすすめします。右肩にタオルを巻いた場合の写真も参考にしてください。

タオル整体を行うと首の痛みがやわらぐからといって、やりすぎるのはよくありません。首や肩、腰をもむと気持ちがよくなりますが、度がすぎるともみ返しがくることがありますね？　タオル整体も同様です。

とくにズレやゆがみが強い場合は、いっぺんにたくさんやるのではなく、毎日少しずつ続け、首の骨を本来の位置に戻しましょう。

ステップ1 座ってタオルを首にかける

イスに浅く腰かけて、背中を背もたれにあずけます。足は肩幅程度に開いてラクに。62ページで2枚つないだタオルを首にかけます。肩や腕、背中、腰、脚など全身の力を抜いてゆったり座ります。体のどこかに力が入っていると、その部分がこったり、痛んだりすることもありますから気をつけてくださいね。

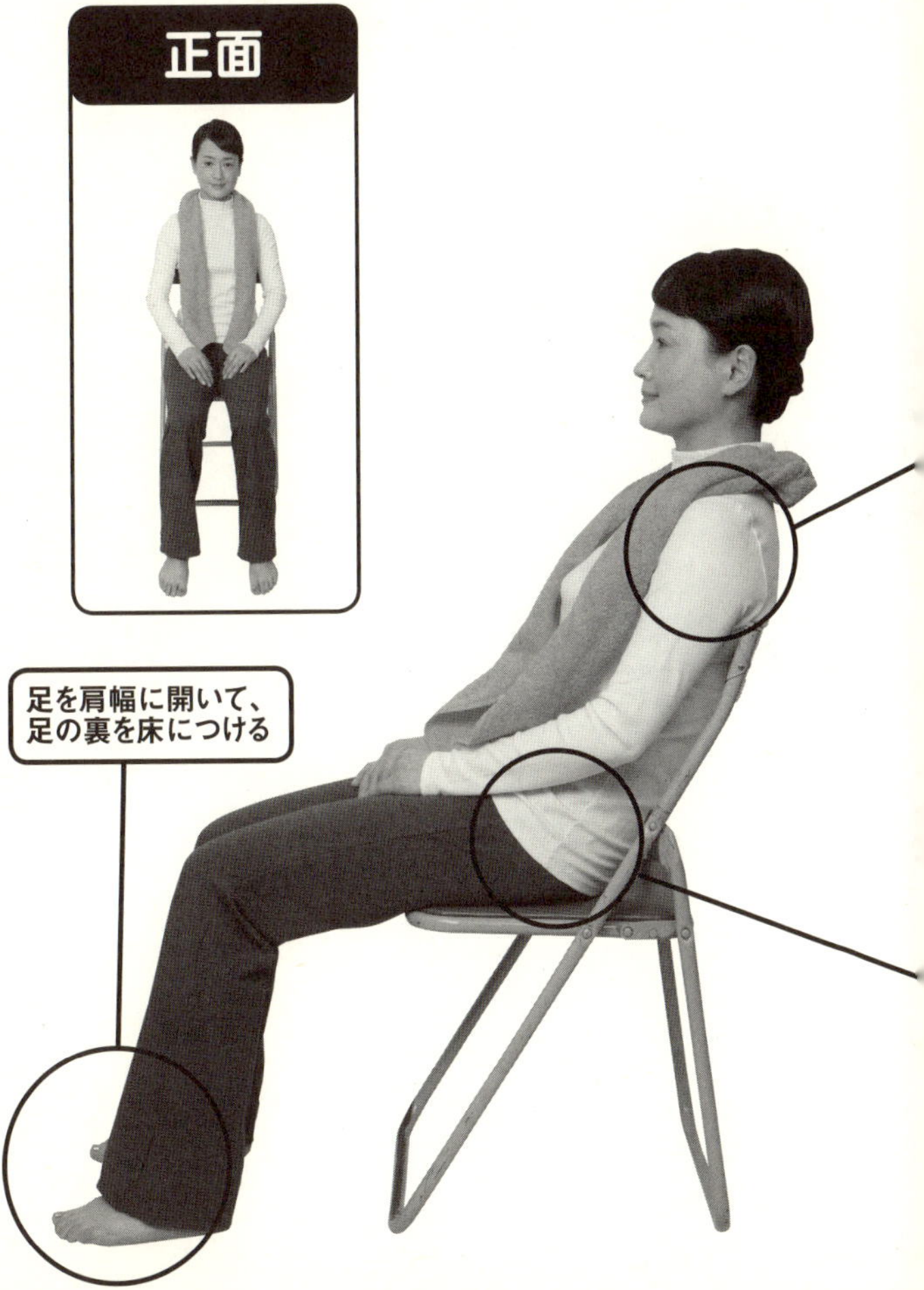

吐き気をもよおすほどの肩こりがたった1回でラクに！（53歳・女性）

ステップ2

タオルを肩に固定する

左側のタオルの端を右手で持ち、左腕の外側をなで上げるようにしてタオルを肩まで移動します。肩をタオルでぐるりと1周囲み、首からつながるタオルの下に通してはさみます。端が少しだけはさまっていれば確実に固定されます。

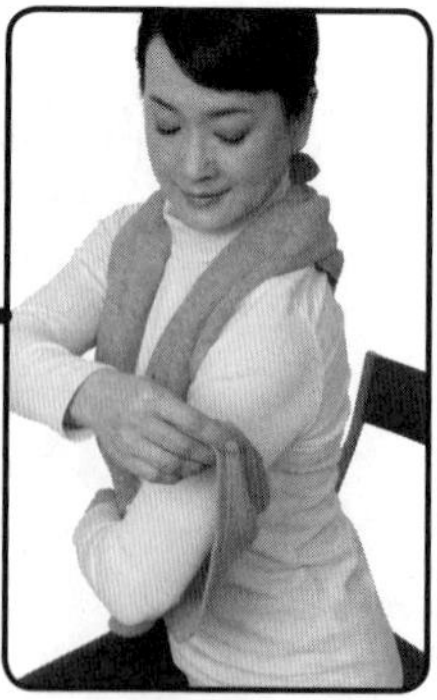

タオルの端を
腕の外側へまわす

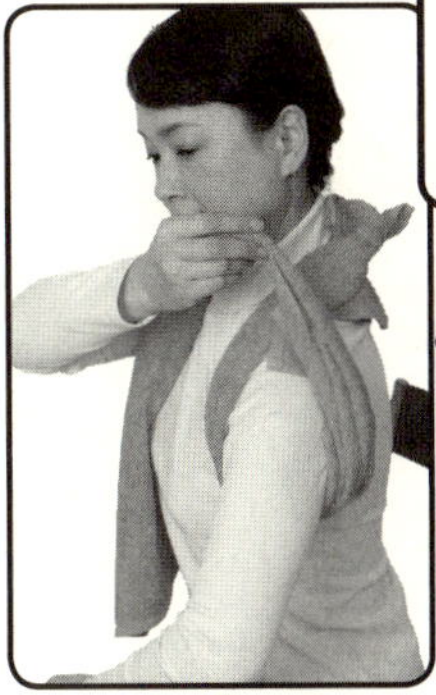
上に引き上げる

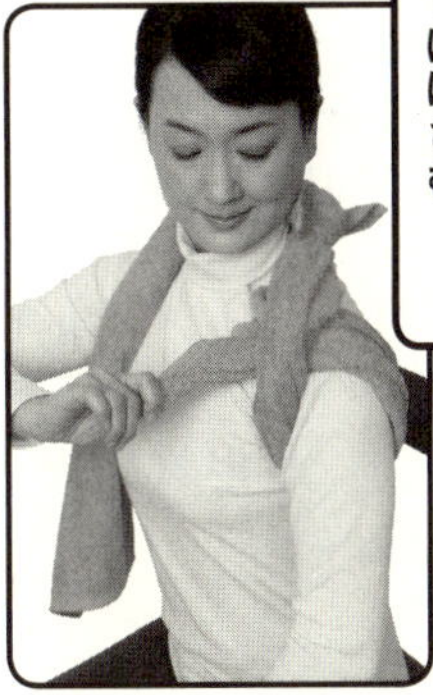
タオルの端を、肩にかかったタオルの下にはさむ

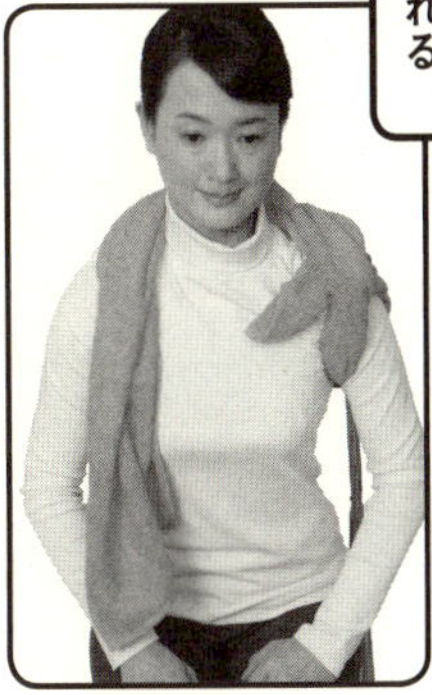
タオルが肩に固定される

左肩にタオルを巻いてみて、しっくりこない方は、タオルを右肩に巻いて行ってください。

右肩にタオルを巻いた場合

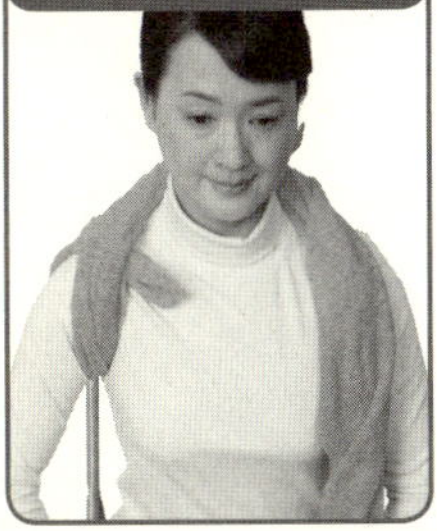

変形性頸椎症による首の痛みがぐっと軽くなった！（53歳・女性）

ステップ3

タオルを斜め下に引っ張る

タオルを固定したら、右手でタオルの持ちやすい部分を握って斜め下にまっすぐに引っ張ります。これは、肩甲骨のあたりから上に向かってタオルをずらし、首のつけ根にタオルをあてるための下準備。こうすると誰でもカンタンに探りあてられます。

前から見ると？

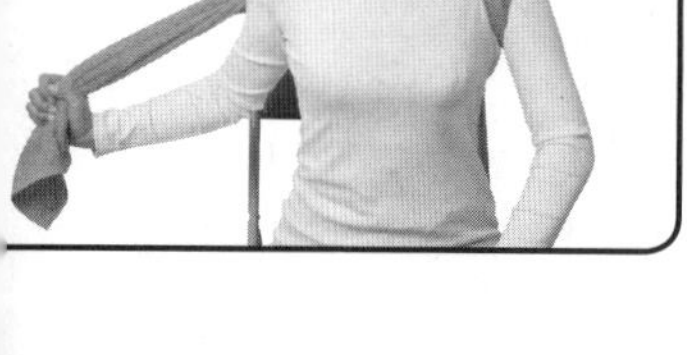

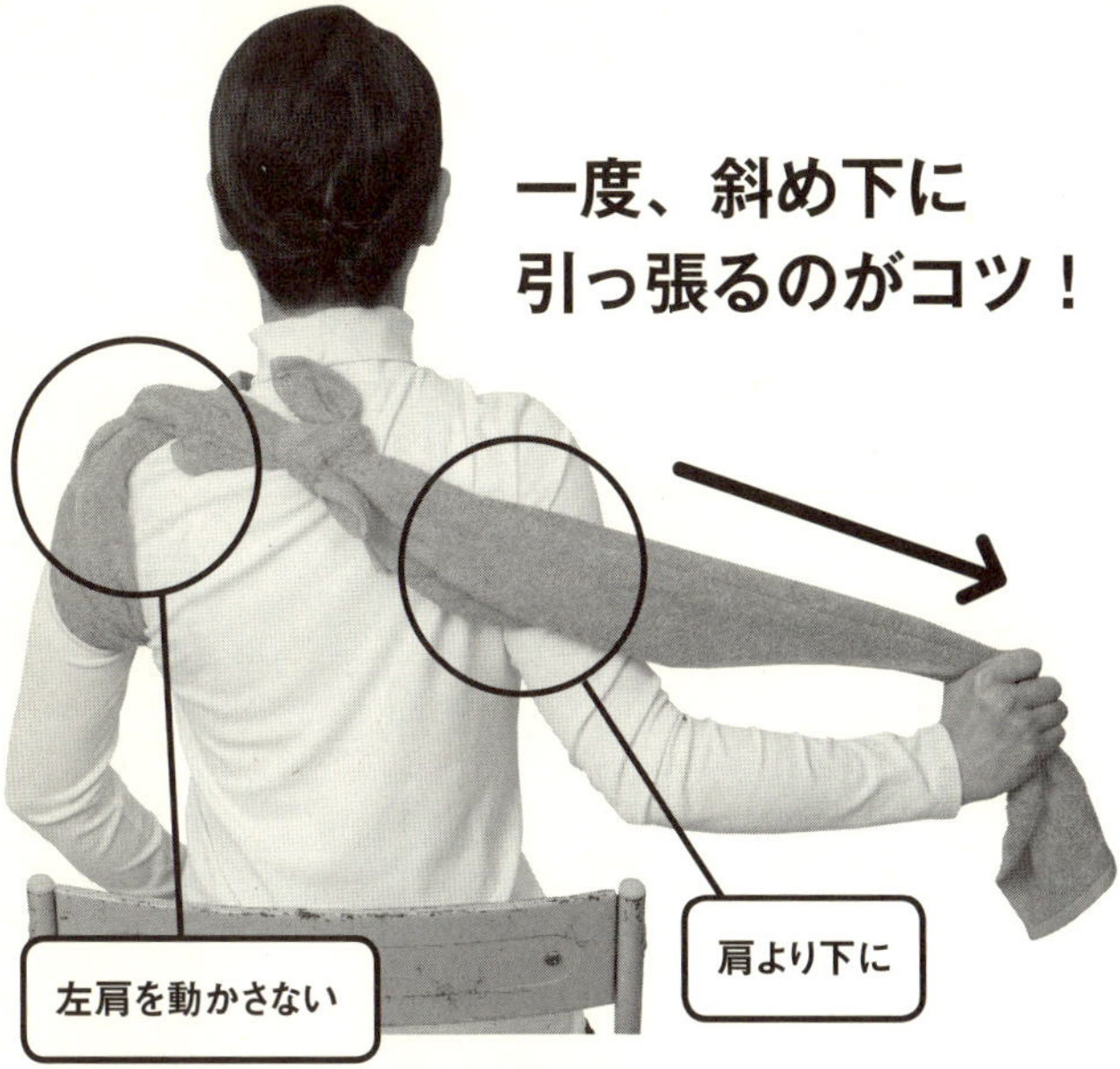
一度、斜め下に
引っ張るのがコツ！
左肩を動かさない
肩より下に

右肩にタオルを巻いた場合

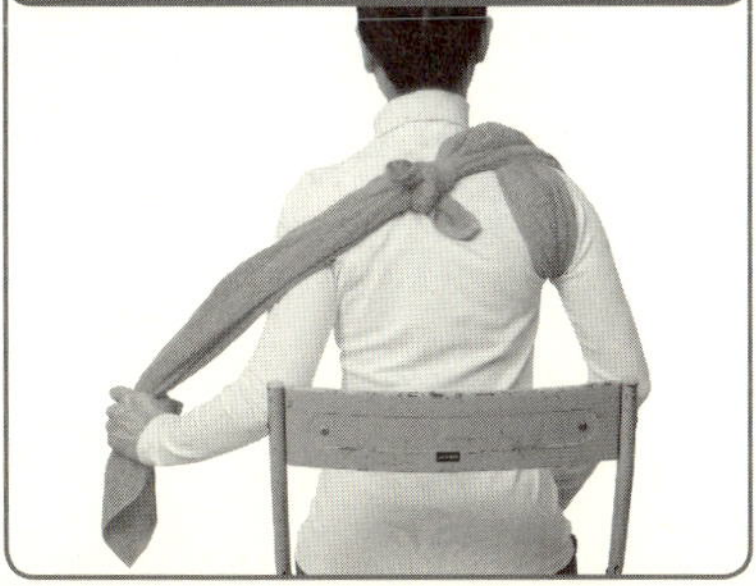

左肩にタオルを巻いてみて、しっくりこない方は、タオルを右肩に巻いて行ってください。

背中の痛みが消えて、O脚がまっすぐに！（46歳・女性）

ステップ
4

タオルを首のつけ根にあてる

ステップ3で下に引っ張ったタオルを真横に引っ張ると、自然とタオルが首のつけ根にあたります。タオルの結び目が首にあたっていなくても問題ありません。なで肩やいかり肩の場合は、肩の高さが目安になりにくいので、タオルを少しずつずらして、あたると気持ちがいいポイントを見つけてください。首のつけ根のほうにある、上から7つ目の骨にあたるはずです。

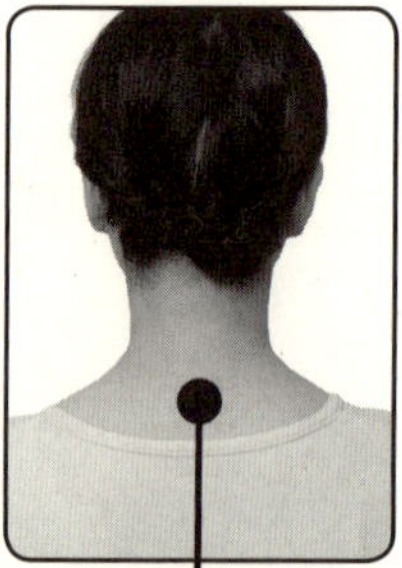

タオルをあてるのは
首のつけ根！

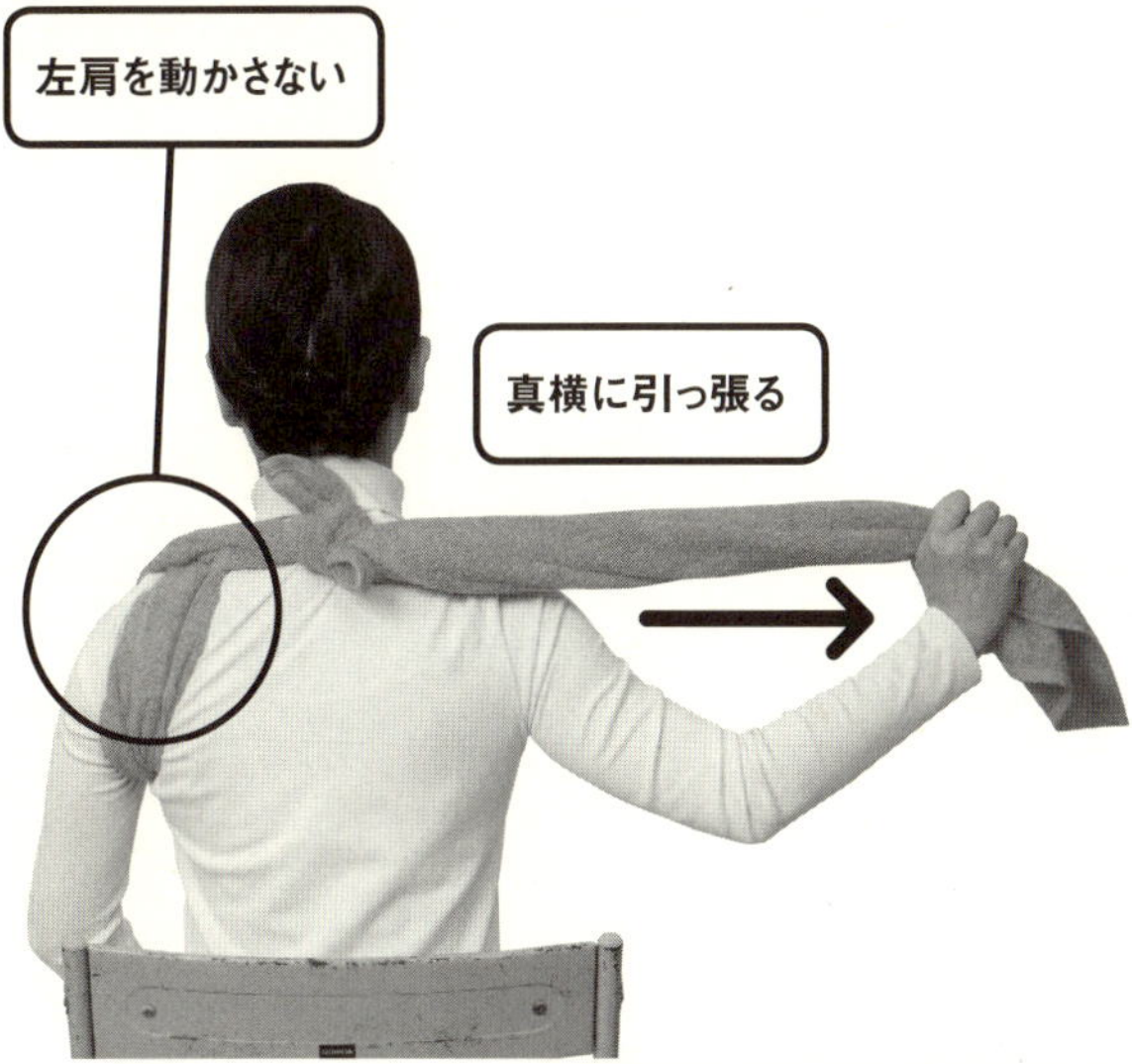
左肩を動かさない
真横に引っ張る

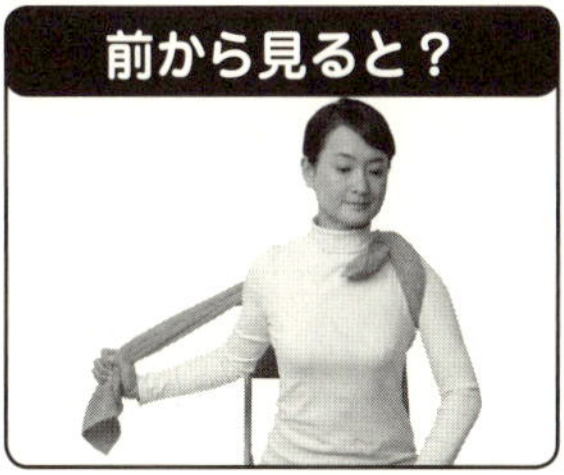
前から見ると？

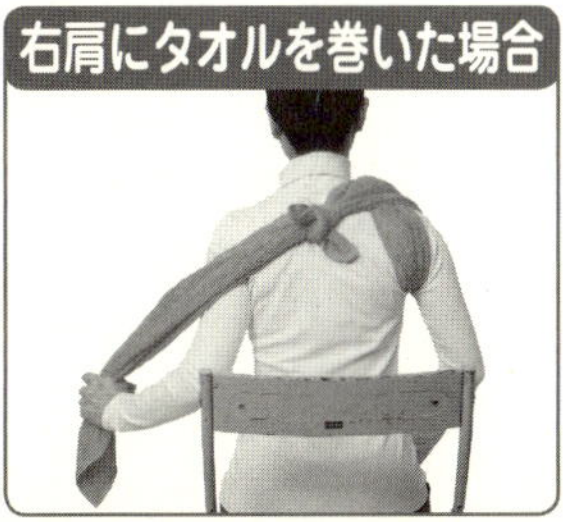
右肩にタオルを巻いた場合

左肩にタオルを巻いてみて、しっくりこない方は、タオルを右肩に巻いて行ってください。

偏頭痛が止まった！　しばらく薬を買っていません。(55歳・女性)

ステップ5 タオルを前に持ってきて下に引く

真横に引っ張ったタオルを、首の横で折り曲げるようにして前に持ってきます。このとき、首のつけ根にあてたタオルがズレないように注意！

前にたらしたタオルが太ももに届かない場合は、タオルが寸足らずです。もう1枚つないで長さを確保してください。

首のつけ根にあてたタオルがズレないように先端を前へ

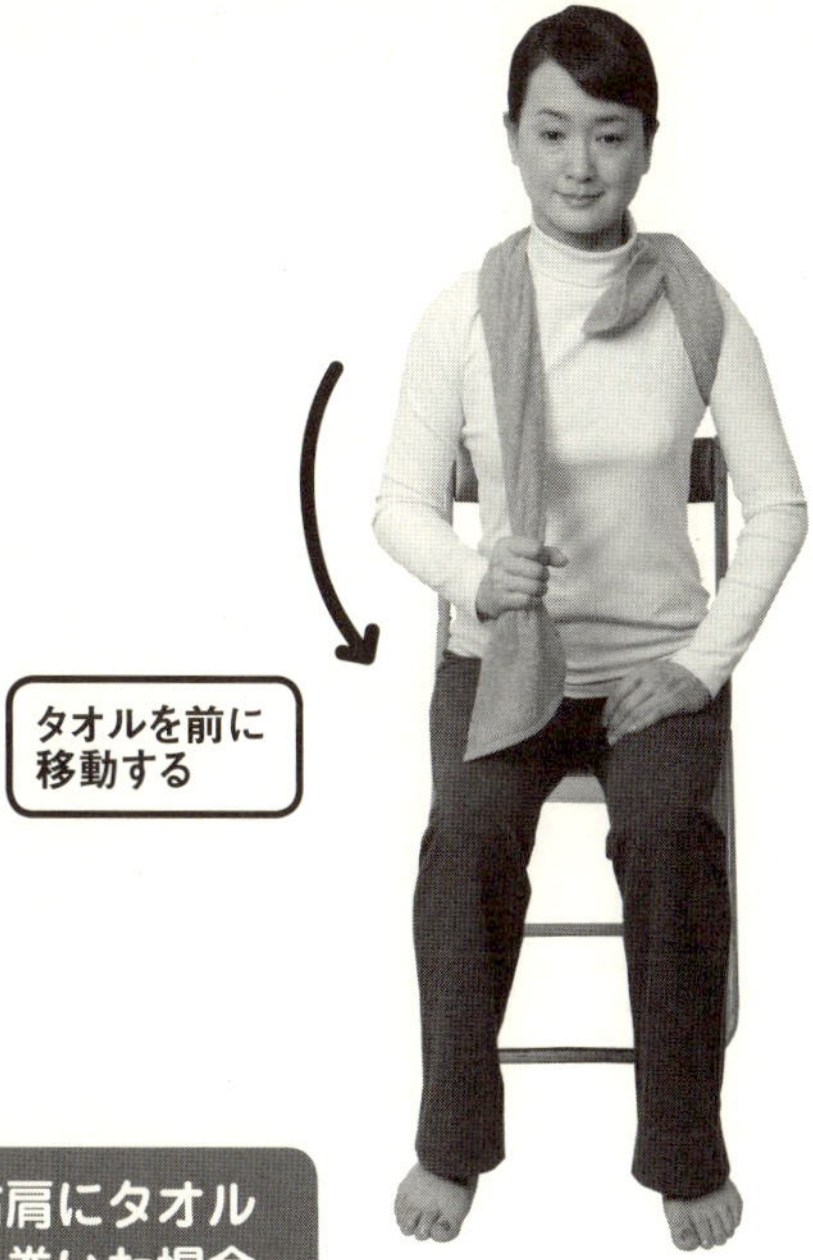

右肩にタオルを巻いた場合

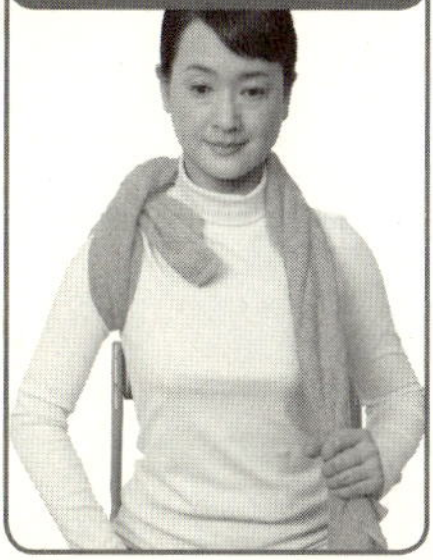

左肩にタオルを巻いてみて、しっくりこない方は、タオルを右肩に巻いて行ってください。

あきらめていた変形性頸椎症の激痛が緩和しました。(62歳・女性)

ステップ 6

タオルを右手に巻きつけて、左手を上に添える

右ひじを直角に曲げてタオルを持ち、右手に1周巻きつけます。左手を右手の上に添えてタオルを握り、そのまま両ひじの内側をワキ腹に添えます。

両ひじを直角に曲げると、腕の重みで自然とタオルが引っ張られます。力を入れて引っ張る必要はありません。

腕の角度が開きすぎたり、せますぎたりすると、肩や腕がこる原因になるので注意してください。

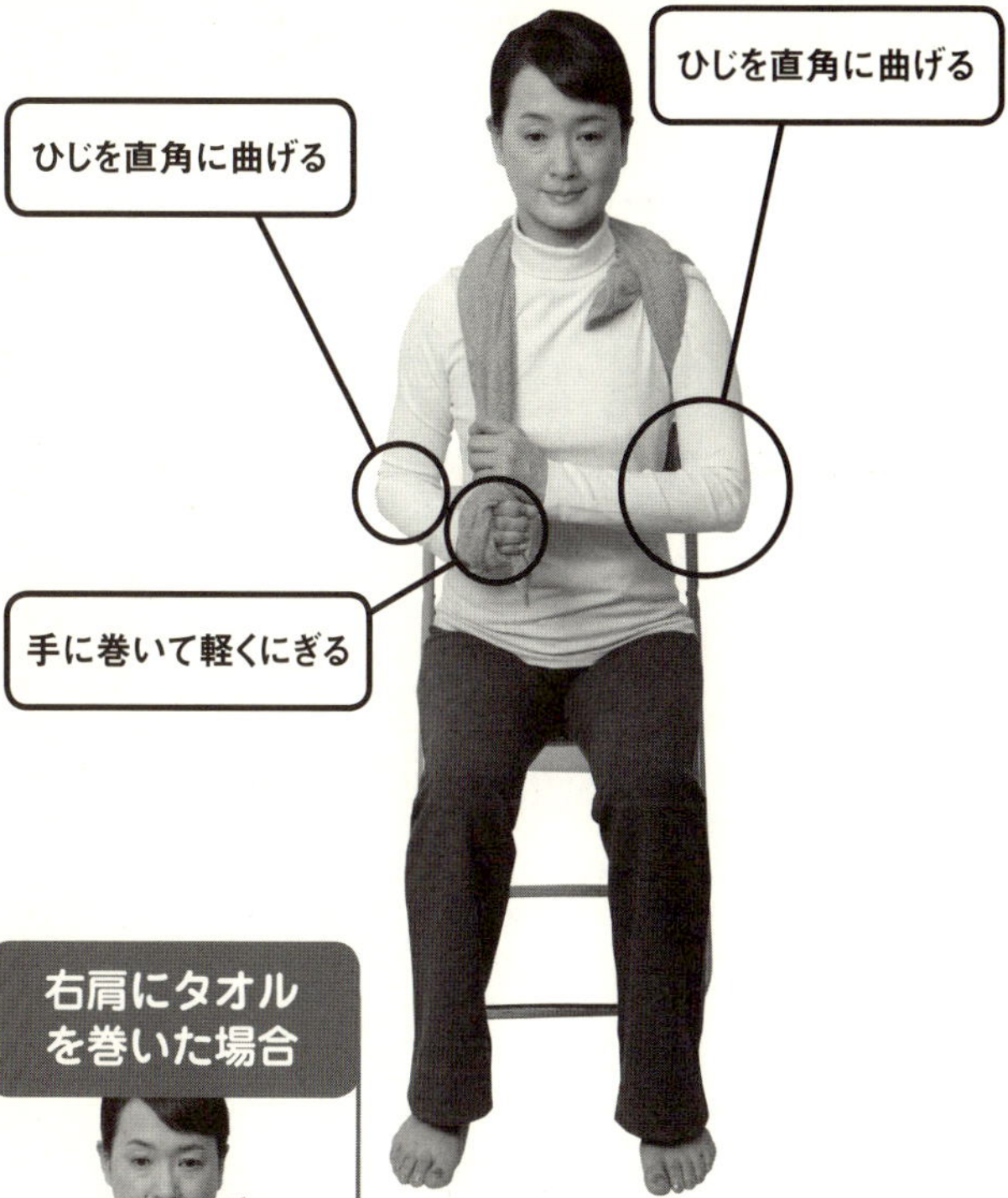
ひじを直角に曲げる
ひじを直角に曲げる
手に巻いて軽くにぎる

右肩にタオルを巻いた場合

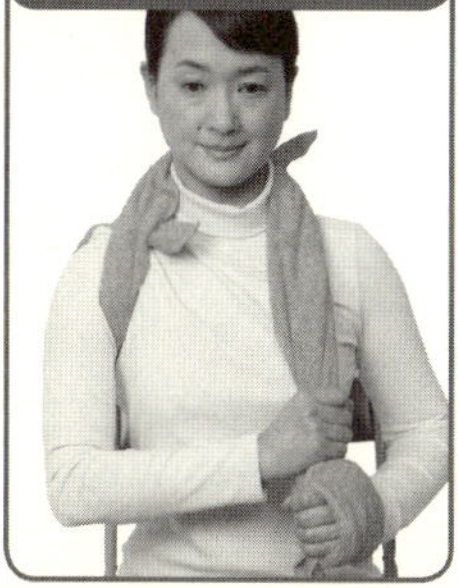

左肩にタオルを巻いてみて、しっくりこない方は、タオルを右肩に巻いて行ってください。

椎間板ヘルニアで引きずっていた足が、スッと前に出ます。（47歳・男性）

首をまわして ズレた骨を正しい位置に戻す

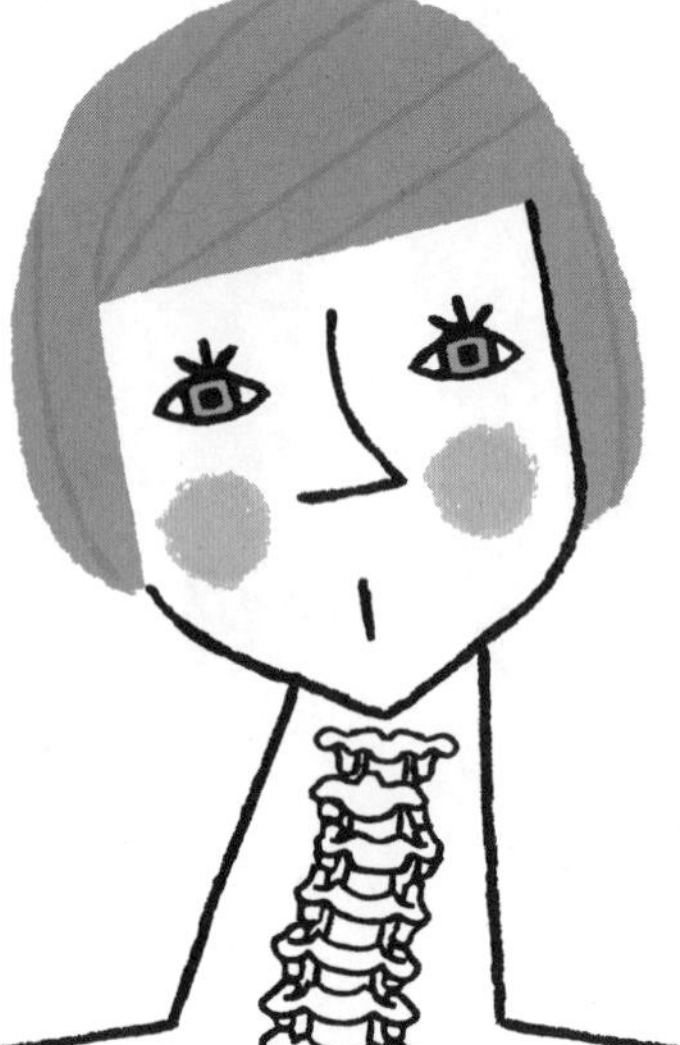

首の骨にズレが生じると、このように頭をどちらかに傾けた状態になる方もいます。

正常な首の骨を正面から見ると、ひとつひとつの骨が平行に並んでいます。ところが体の側面に衝撃を受けたり、ひじ枕をしたり、テレビを観るときに首を斜めにするクセがあったりすると、首の骨の並びがズレてしまいます。

私たちは首や肩がこると無意識のうちに首をまわしています。そうするとなんとなくスッキリするのですが、実はそのとき、首のズレやゆがみをさらに助長してしまう場合が多いのです。なぜなら、自分でまわすと動きやすい方向にだけまわしてしまいがちだからです。結果、ゆがみがさらに大きくなってしまいやすいのです。

そこで、骨を本来あるべき場所に戻す助けとなるのがタオルです。整体院では整体師の手が首を押さえて骨の並びを矯正しますが、タオル整体ならば、タオルが整体師の手の代わり。

長年かけてゆがんだ骨は、たまにマッサージを受けたり、整体院で矯正してもらったりするだけでは本来あるべき場所に戻った状態を維持できません。タオル整体をくり返して、ゆがんだままクセづいてしまった骨を少しずつ正常な骨の並びに矯正しましょう。

椎間板ヘルニアによる頭痛が起きなくなりました。(42歳・男性)

タオルを巻いて首を大きくまわす

タオルを首のつけ根にあて、両手でタオルを固定したまま、ゆっくりと大きく首をまわします。

タオルは引っ張らず、首をタオルに押しあてるように動かすのが大事！　タオルで首の左右とうしろをしっかりと押さえていることで、ズレた骨が元の位置に戻ります。

右に20～30回まわしたら、左にも同様にまわしてください。痛くてできない方は数回ずつ、それも難しい方は1回ずつでもいいです。

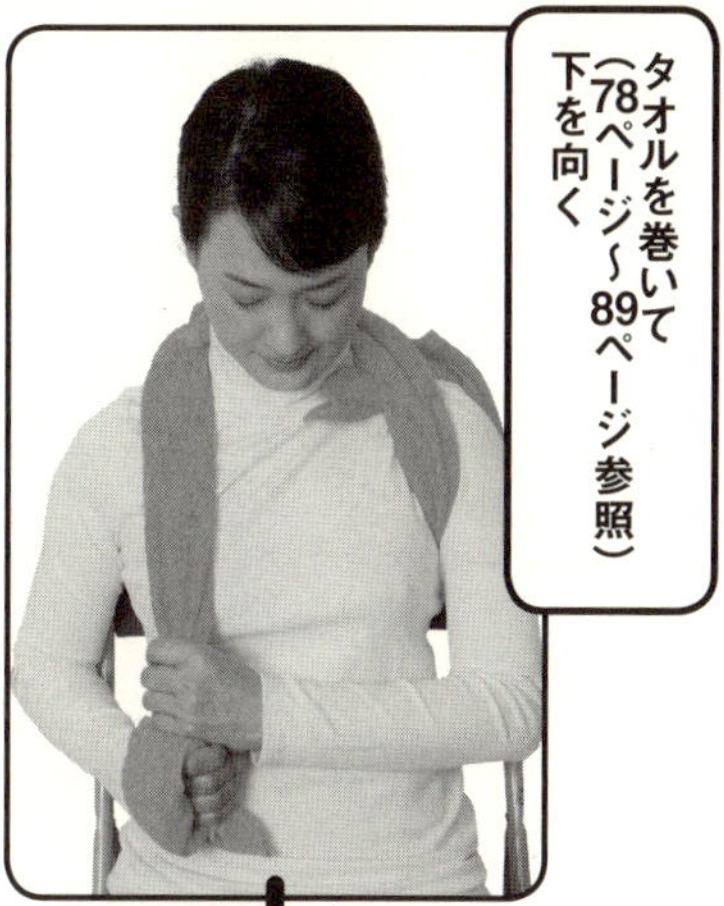
タオルを巻いて
（78ページ～89ページ参照）
下を向く

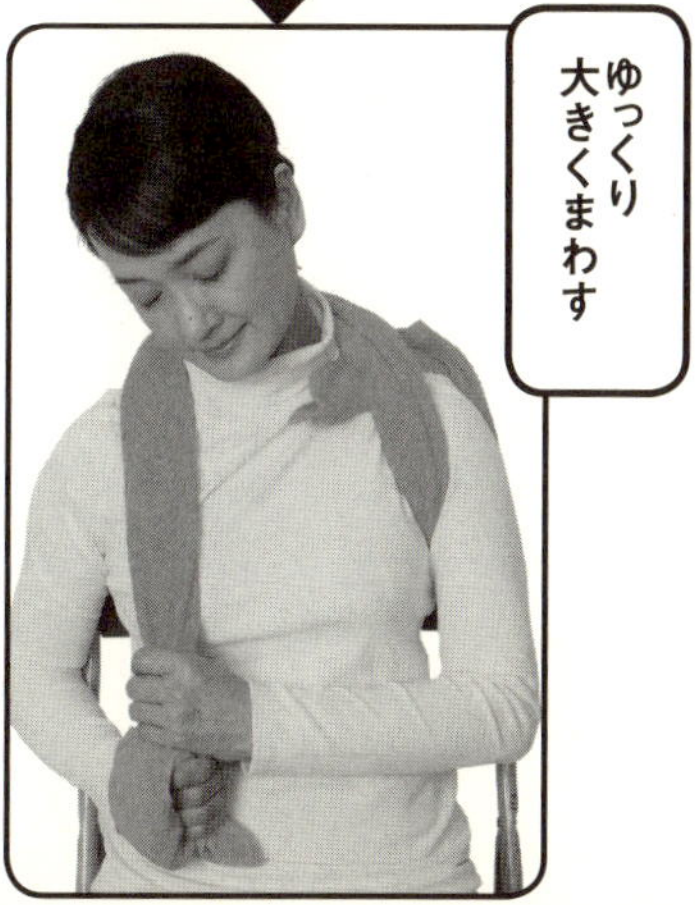
ゆっくり
大きくまわす

タオルは引っ張らず
首をタオルに押しあてるように
大きくまわします

もう指圧や整体に行かなくていいから貯金します。（29歳・女性）

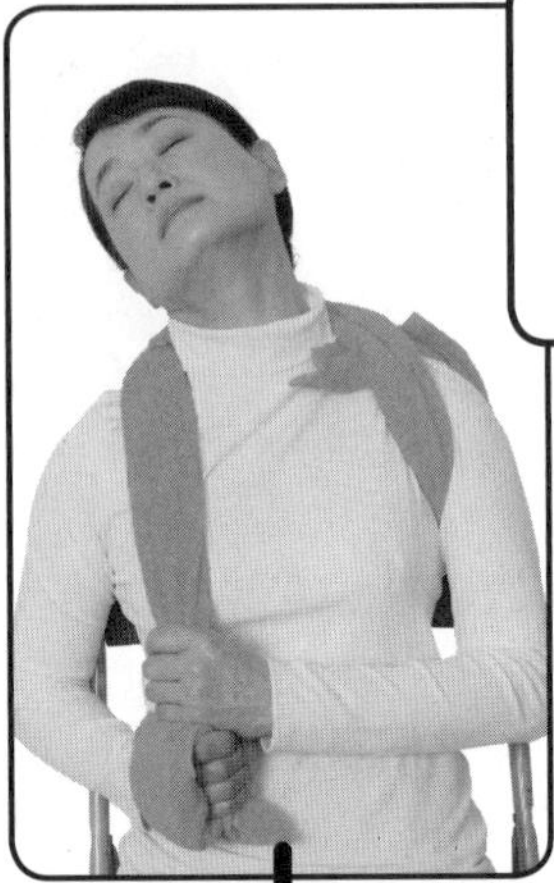
タオルを
引っ張らない

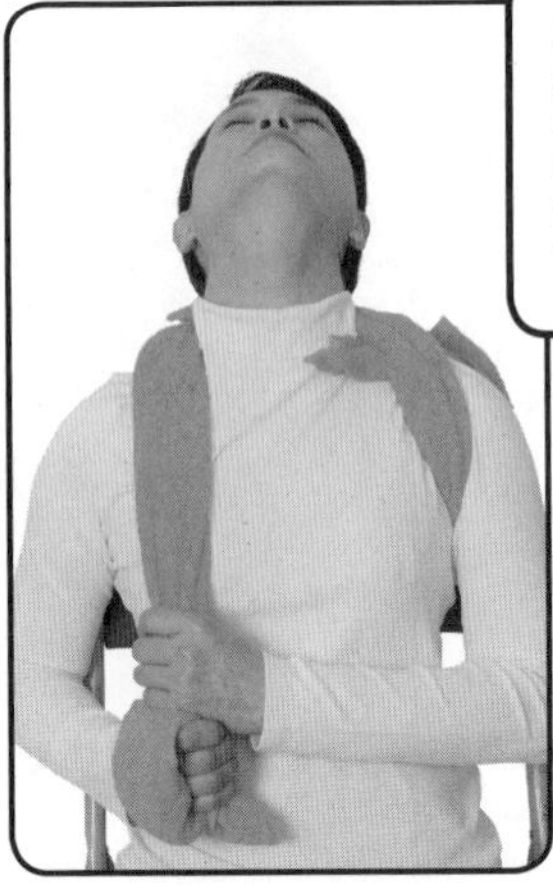
タオルに
首を押しあて
ながらまわす

タオルに
首を押しあてれば
気持ちいい！

前に戻すときも
ゆっくり！ 大きく！

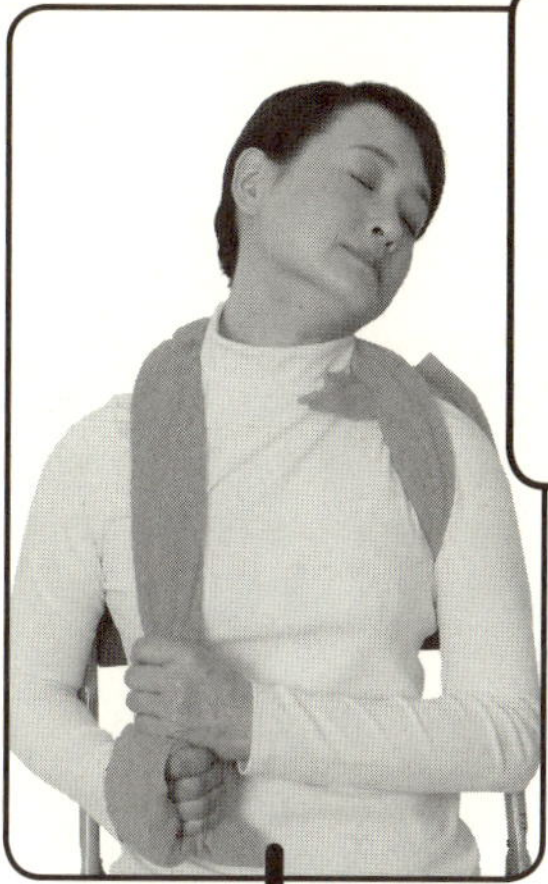

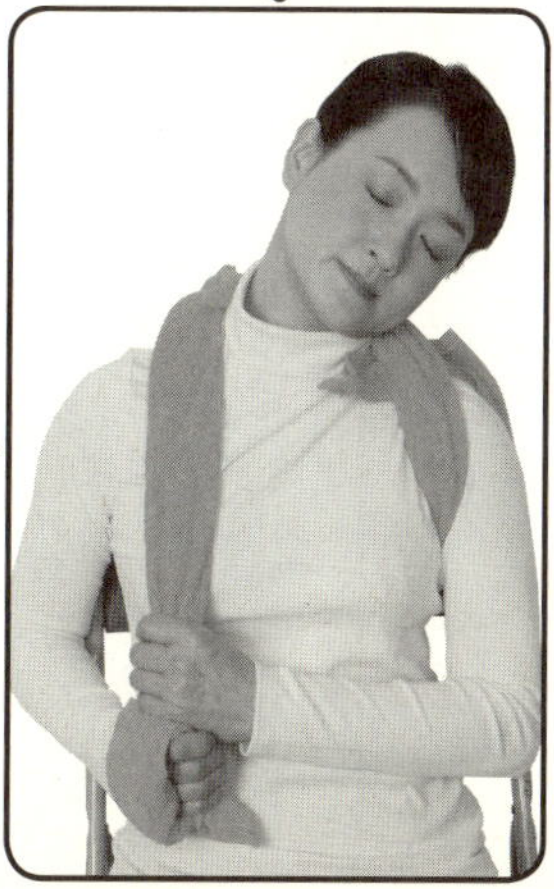

結んだタオルをイスにかけて毎日整体してます★（32歳・女性）

ゆ〜っくり、大きく
タオルの結び目に首をあずけて
まわしてください

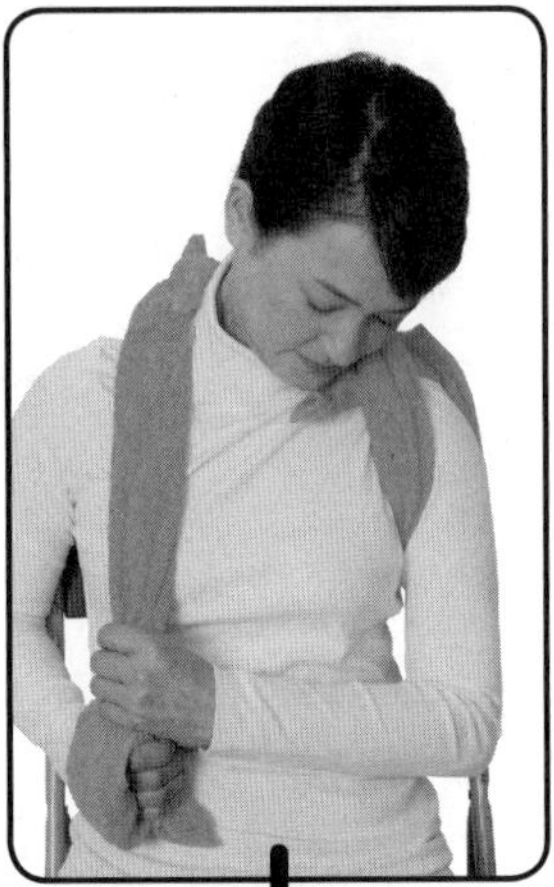

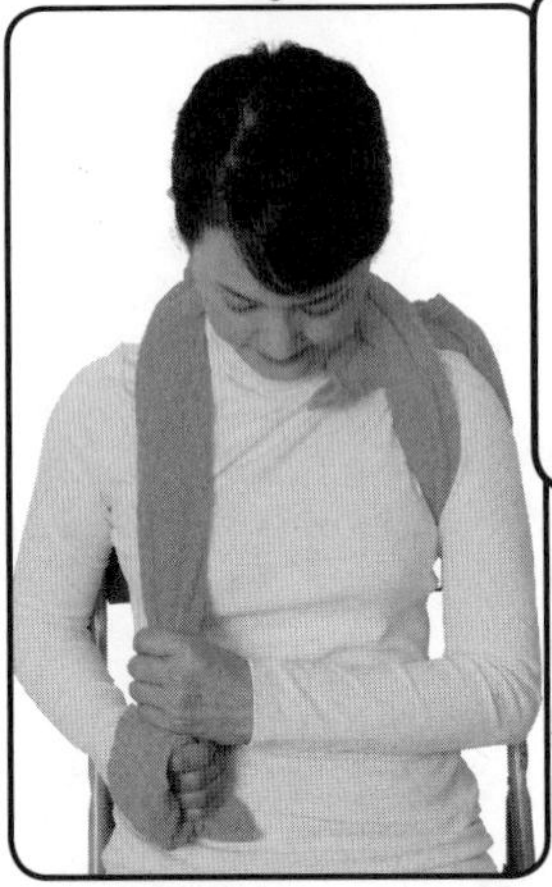

気持ちがよければ
もう一度くり返す

守ってください

●めまいや頭痛を感じたら、おさまるまでしばらく休んでください。無理は禁物です。
●左右に20～30回ずつまわすのが目安ですが、体調に合わせることが大切です。

視力が少し回復したのはタオル整体のおかげかも！（38歳・女性）

コラム

驚異のタオル整体Q&A

Q 痛くて首をまわせないときは?

A 1センチ動かしてみてください。そのうち大きく動かせるようになります。

タオルを固定したまま、首を右に1センチ、左に1センチと少しだけ動かします。これを続けると、1センチが2センチになり、2センチが3センチになり、どんどん大きく動かせるようになってきます。焦らずに、少しずつ続けましょう。

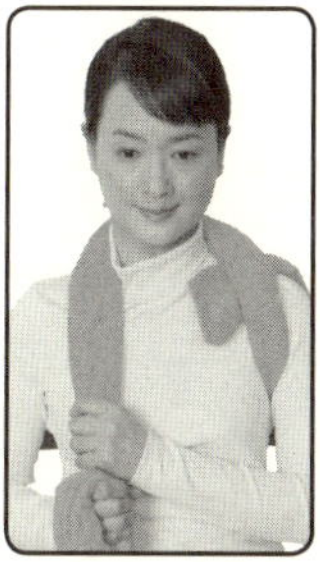

右に 1cm
動かす

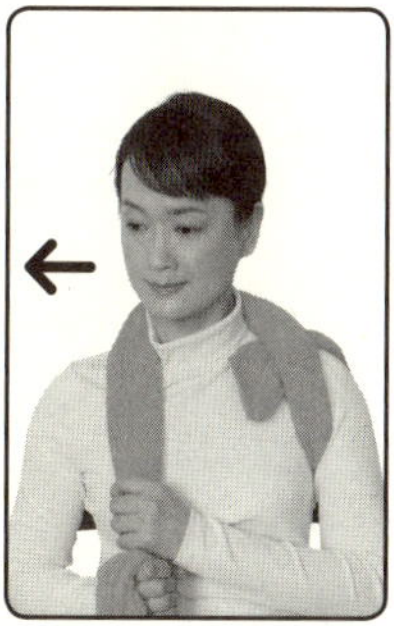

左に 1cm
動かす

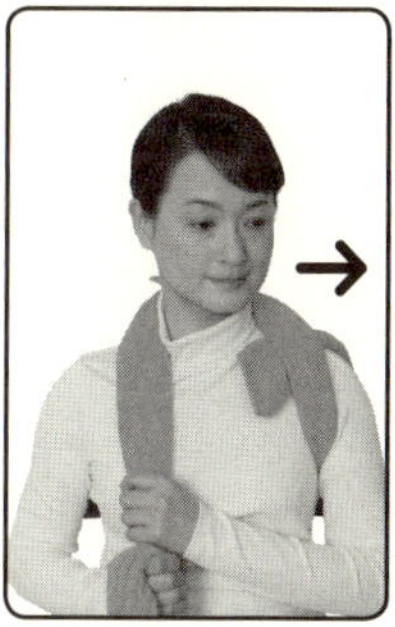

ほんの 1cm だって上出来！
自分の力で首を動かすことで
矯正されていきます

育児中で抱っこひものせいで肩こり。首がズレてたなんて！（36歳・女性）

Q　手でタオルを握りづらいときは？

A　おしりの下にはさむと、余分な力が入らず、ラクにできます。

右手にタオルを巻きつけず、おしりの下にはさみ、体重を利用してタオルを固定します。手や腕が痛い方、タオルを握っていると肩がこってしまうという方にもおすすめの方法です。

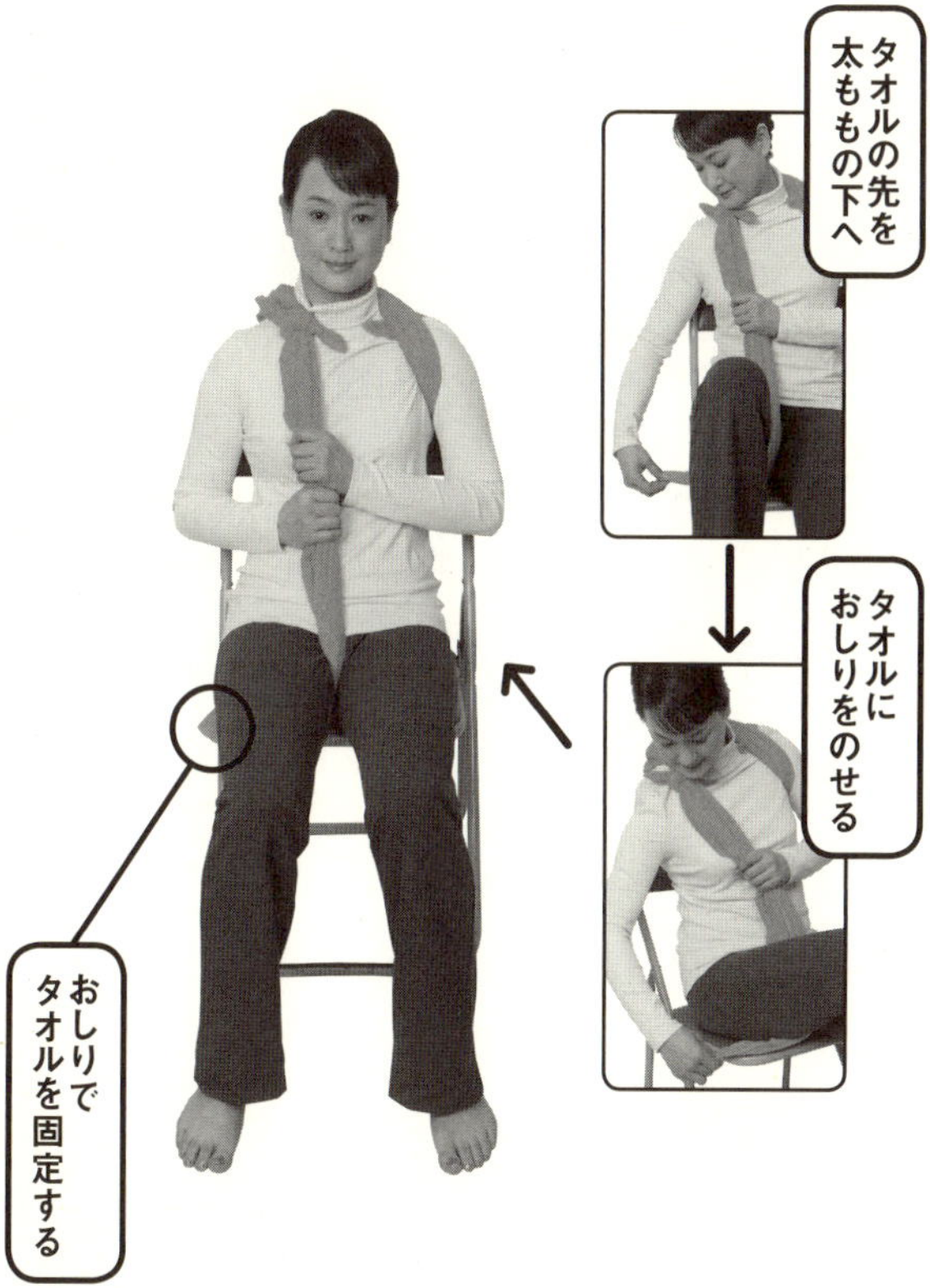
タオルの先を太ももの下へ
タオルにおしりをのせる
おしりでタオルを固定する

背筋が伸びるのがはっきりわかりました。身長が伸びました！（43歳・女性）

首を前後に動かして
飛び出した骨を押し戻す

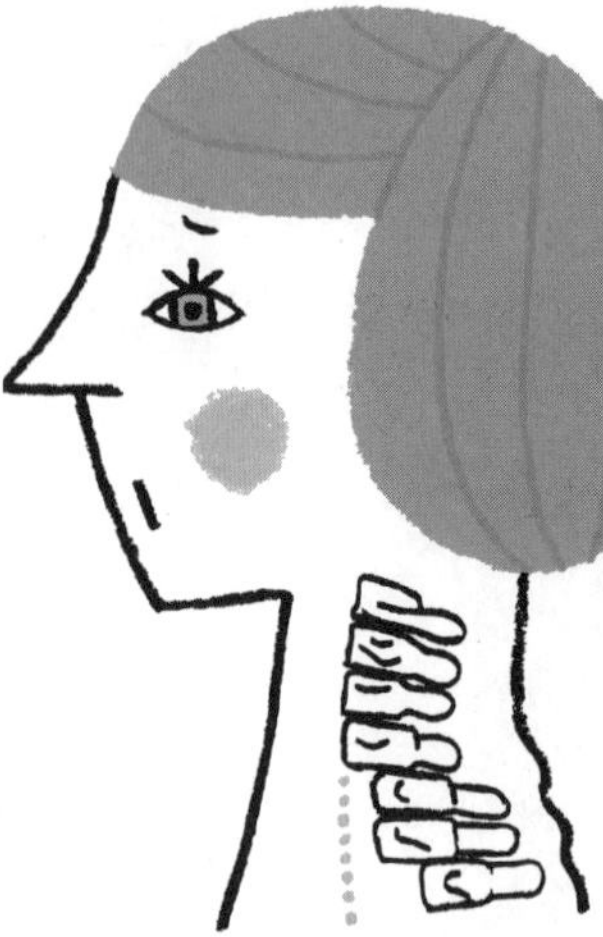

7個ある首の骨のうち、上から5～7番目が、このようにうしろに飛び出しやすい骨なのです。

ねこ背の方や、家事、事務作業などで下を向くことが多い方は、首に相当な負担がかかります。すると全部で7個ある首の骨のうち、上から5〜7番目の骨がうしろに飛び出しやすくなります。患者さんに、骨の飛び出しを矯正するこの動きをお教えすると必ずといっていいほど〝気持ちいい〜！〟〝ラクだわ〜〟という声が上がります。それほど多くの方の首の骨が飛び出しているんです。

首が痛いだけならまだよいのですが、骨が大きく飛び出すと、背骨の中を通って脳から体のすみずみまでつながる神経が圧迫されます。すると腕や手がしびれる、目が見えにくくなる、耳鳴りがする、背中や腰まで痛みが広がるなど、首から遠い場所に症状が出ることもあります。

また、骨が飛び出すと筋肉が硬直するので、血管が圧迫されて血の流れが悪くなるため、首や肩のこりがひどくなって激痛へと発展する、冷え症を招く、生理不順や更年期障害が起きやすくなるということもあります。ただの首のこりと放置せず、ひどくなる前に矯正することが大切です。首の骨の飛び出しをなおせば、首はもちろん、首とは無関係と思っていたひどい痛みもやわらぎます。

ステップ1

頭をゆっくり前に倒す

タオルをしっかり固定した状態で、頭をゆっくりと前に倒します。首のうしろをぐーっと伸ばすイメージで、頭を前に倒してください。

痛くて前に倒せない場合は、少し前に傾けるだけでもいいですよ。頭を一度前に倒すことで、タオルのフィット感が高まります。

タオルを巻いて（78ページ～89ページ参照）最初は頭をまっすぐに

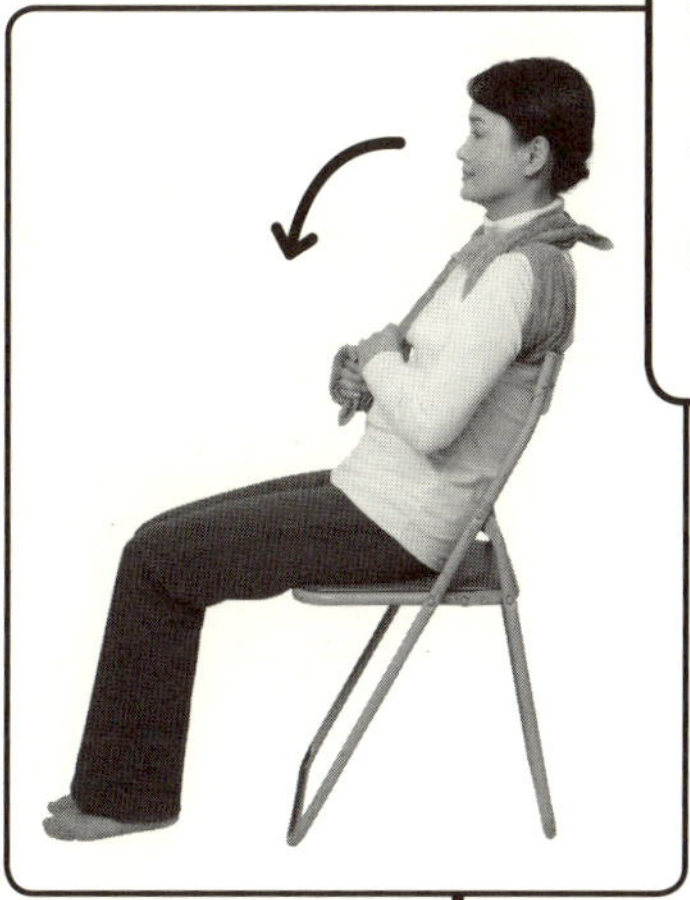

ゆっくり前に倒す

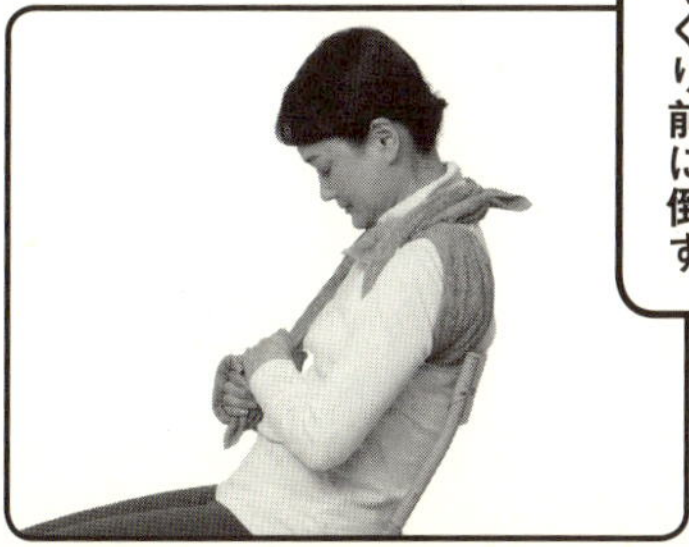

曲がりはじめた腰がまっすぐに！　驚きました。（71歳・女性）

ステップ2

静かに頭を持ち上げてまっすぐに

首のうしろをタオルに押しつけながら、首をまっすぐに戻します。素早く戻すとめまいを感じることがあるので、はずみをつけずにゆっくりと行ってください。

タオルが首のつけ根にピッタリあたっていれば、これだけでも飛び出した骨が戻り、気持ちよく感じます。タオルを引っ張っていないことと、まっすぐ下ろせていることを確認して行ってくださいね。

肩や首の力を抜いてリラックス！

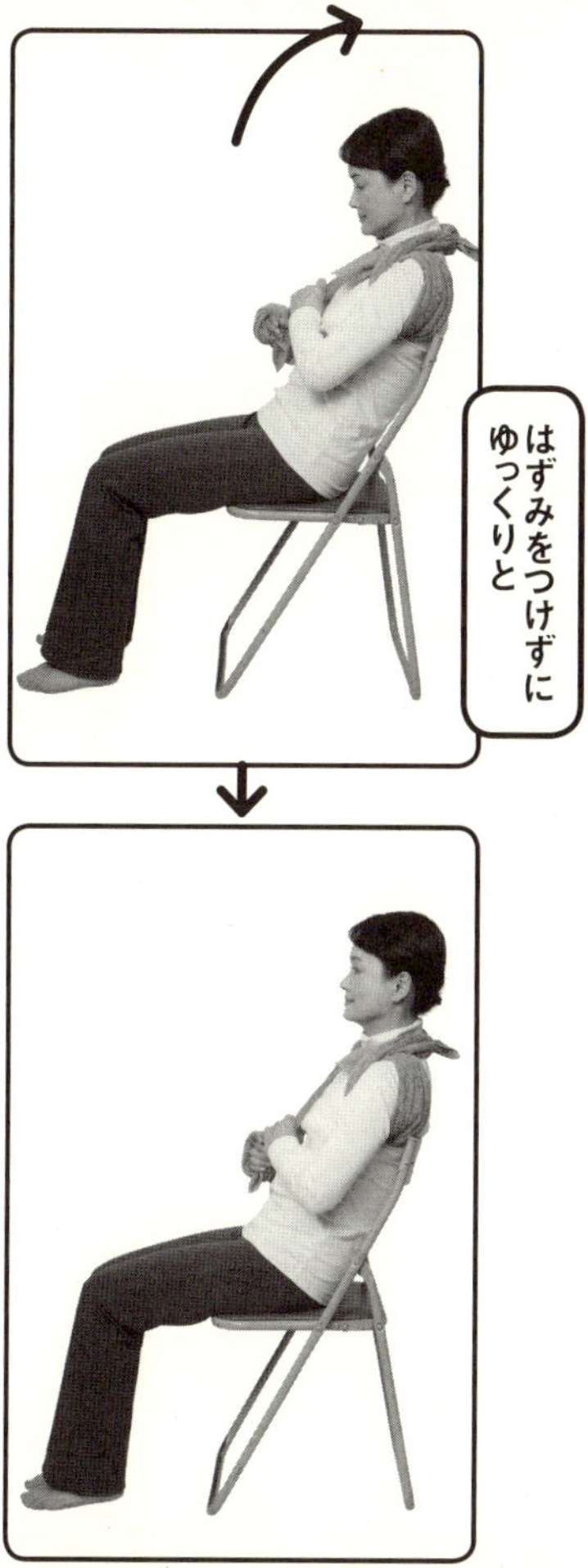

歩けないほど重症の腰痛が消えて、歩けるように！（59歳・女性）

ステップ3
力を抜いてカクンとうしろに倒す

タオルで首を支えて首と肩の力を抜き、頭の重さを使って頭をうしろに倒します。ピンと張ったタオルが首のつけ根にあたり、骨の出っ張りが押し戻されます。このままタオルに首をぐりぐりと押しあててもよいです。

頭を倒すのが不安な場合は、バスタオルなどをはさんでタオルを厚くすると、クッションになって安心です。

力を抜いて、頭の重さを利用してカクンと倒す！

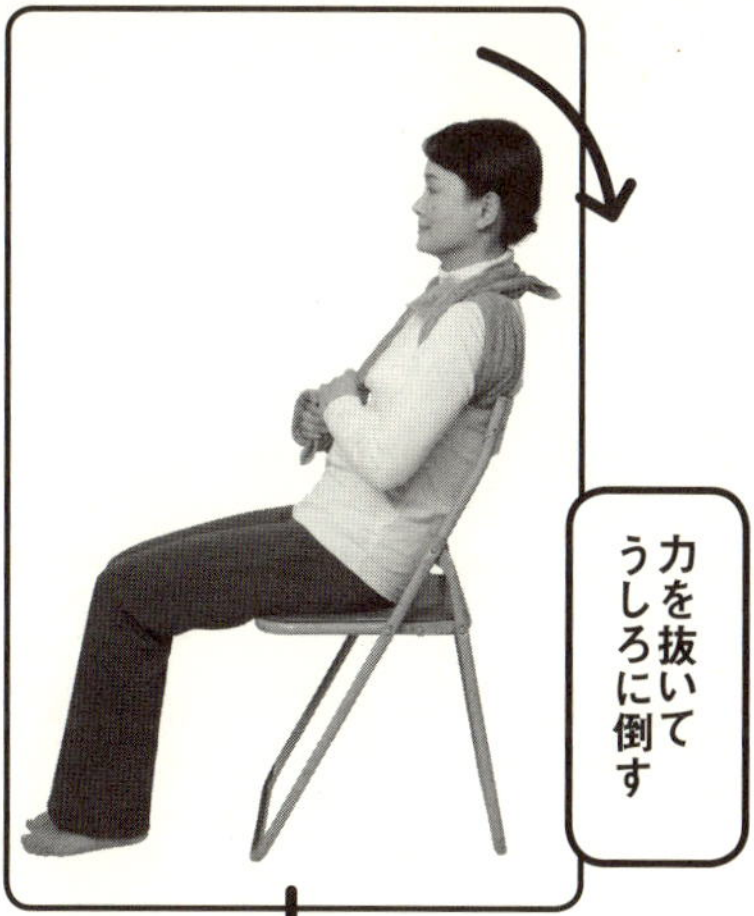

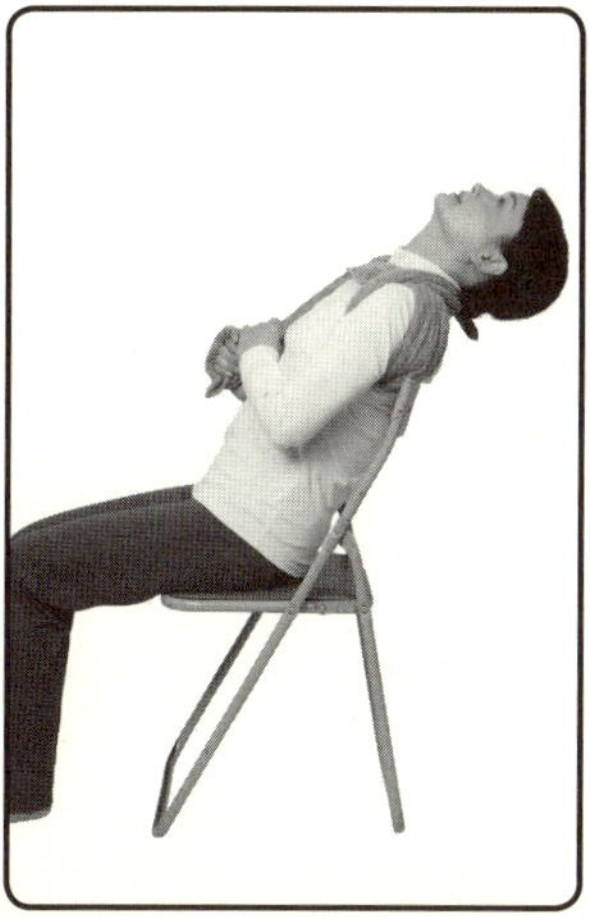

薬を飲んでも治らなかった緊張型頭痛から解放されました。(46歳・女性)

ステップ4 まっすぐに戻す

ゆっくりと頭を起こしてまっすぐに戻します。このときも首にタオルがついてきて骨を押し戻す効果があるので、できるだけゆっくりと。

めまいを感じたときは、しばらく休んでください。首に痛みがある方は気持ちがよくできる範囲で、できる方はステップ1～4（104～111ページ）を20～30回くり返してください。

守ってください

●めまいがしたら、おさまるまでしばらく休んでください。

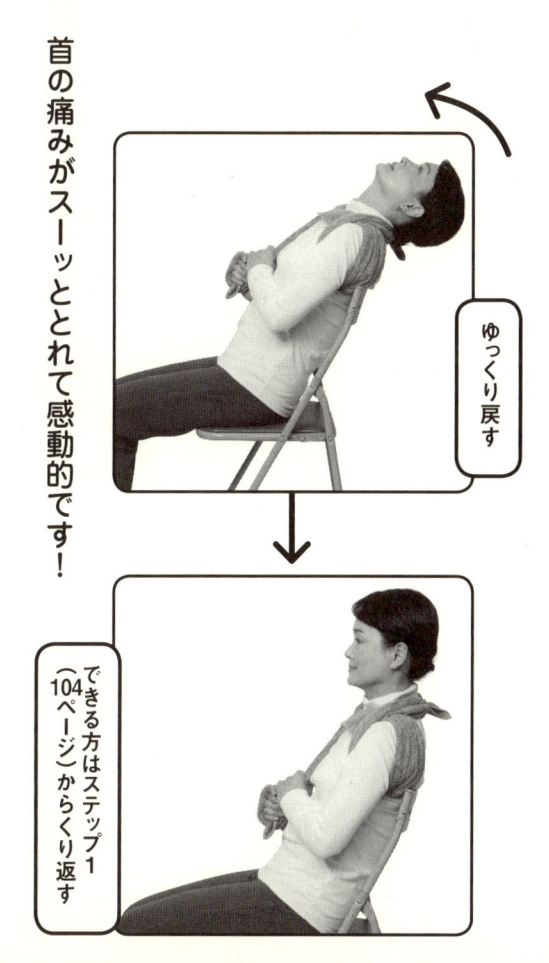

首の痛みがスーッととれて感動的です！

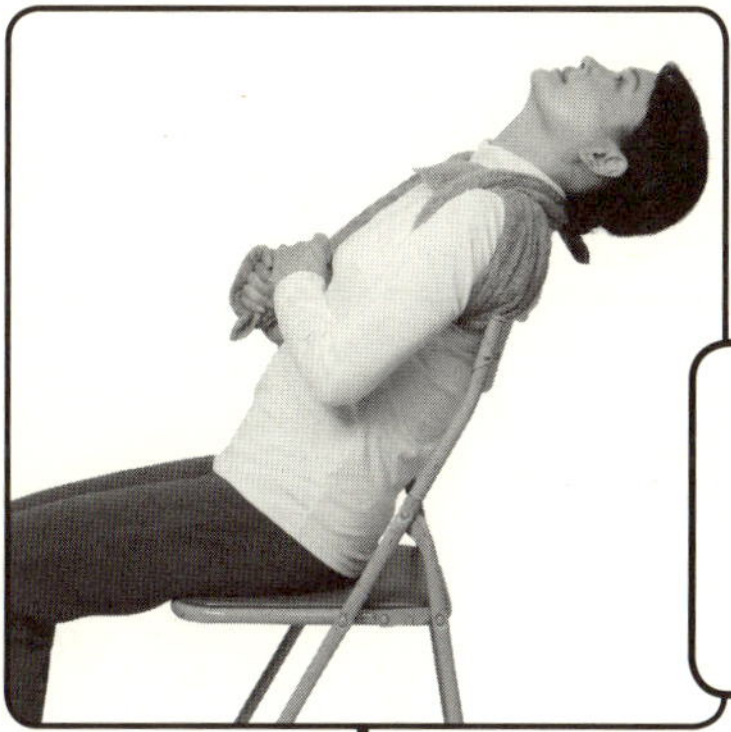

ゆっくり戻す

できる方はステップ１（104ページ）からくり返す

ぎっくり腰をくり返していましたが、腰の痛みがとれました。（56歳・男性）

コラム

驚異のタオル整体Q&A

Q 首をうしろに大きく倒せないときは?

A 上を向いてゆっくり深呼吸をくり返してください。

首に激痛があるときは、上を向くのも怖いものです。カクンと倒す自信がないときは、無理をせず、ゆっくりと上を向いて痛みを感じる前のところで止めてください。その場でゆっくりと深呼吸をくり返すだけで、十分効果が得られます。前に倒すときも、できる範囲でかまいません。骨の飛び出しがなおってくると、徐々に、倒せるようになっていきます。

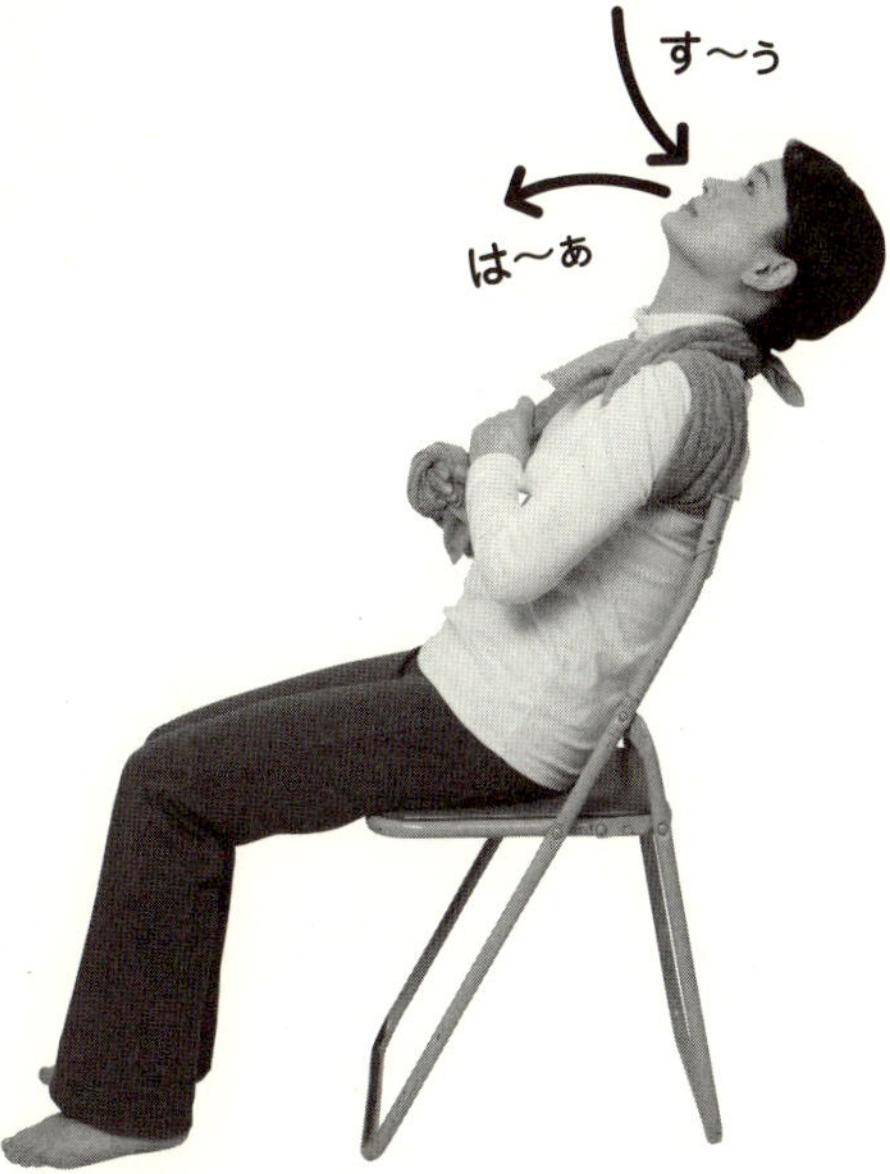

首と肩がほぐれたら、イライラしなくなりました。(59歳・女性)

自分でできる牽引《けんいん》法！
詰まった骨を引っ張って伸ばす

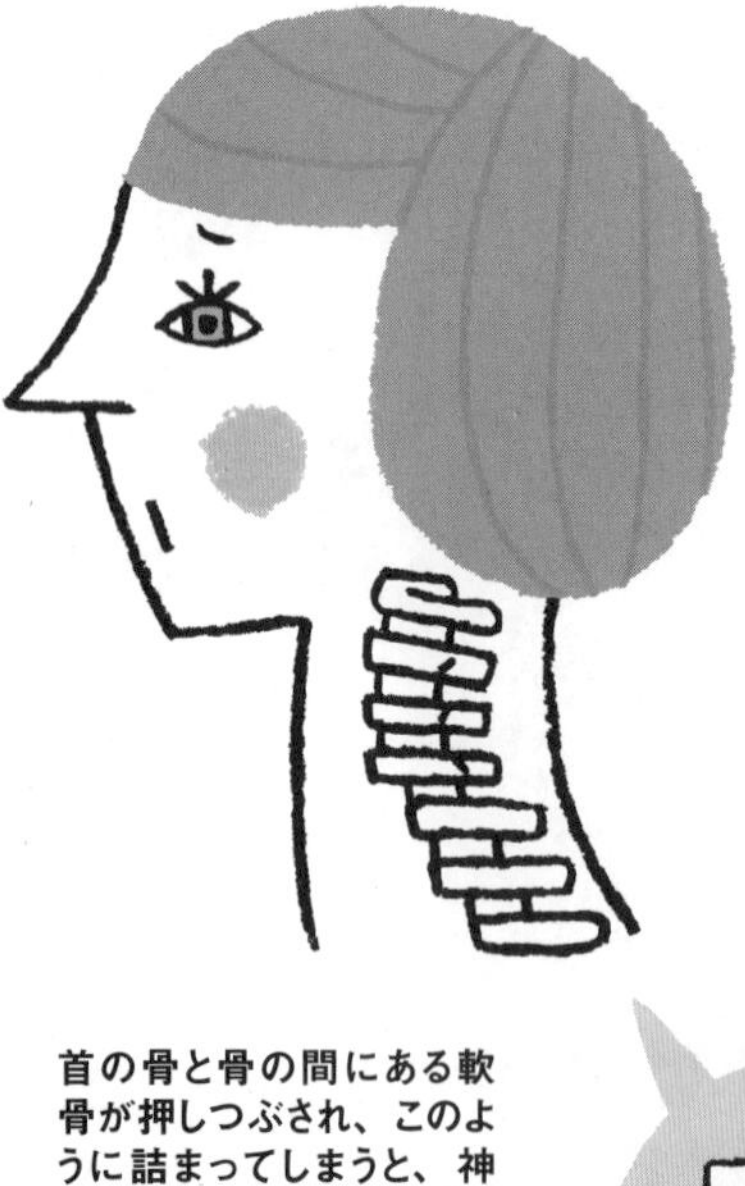

首の骨と骨の間にある軟骨が押しつぶされ、このように詰まってしまうと、神経に触れて痛みが出ます。

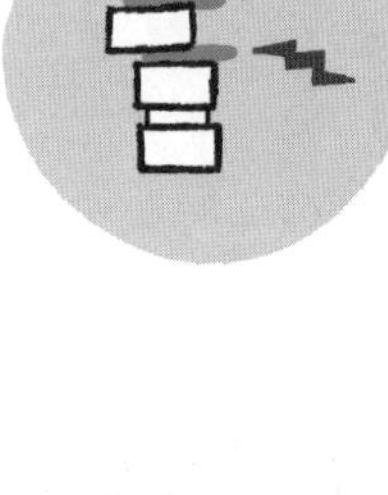

首の痛みを訴える人の中には〝首が詰まった感じがする〟とおっしゃる方がいます。これはご本人が感じている通り、骨と骨の間隔がせばまって骨の間のクッション材である軟骨が圧迫されている状態です。

骨と骨の間隔がせまくなって軟骨が押しつぶされると、軟骨が骨のすき間から飛び出して神経に触れることもあります。すると、首だけでなく肩や背中、腰、股関節、ひざなど痛みが広範囲に及びます。

また、骨と骨の間に適度な間隔がないと、ズレやゆがみを本来の位置に戻しにくくなります。90～111ページで紹介した2種類のタオル整体で効果を感じない場合は、詰まった首の骨の間隔をゆるめてからすると効果が出やすくなります。

首の詰まりをゆるめるには、整体院や整形外科でも行う牽引療法を応用したタオル整体が効きます。病院や整体院では、器具や他人の手で引っ張るため、不安を感じる方も少なくありません。しかし、タオル整体では自分で首を引っ張りますから、力を加減することができます。痛みや苦しさを我慢しなくてよいのです。自分が気持ちいいと感じる力加減で行ってください。

牽引治療で治らなかった首の痛みがあっさりとれました。（70歳・男性）

ステップ1

タオルを首にかける

牽引法ではタオルを肩に固定しませんが、姿勢は、「正しいタオルの巻き方」のステップ1（78ページ）と同様です。

ゆったりリラックスしてイスに浅く腰かけたら、結び目が首のうしろにあたるように、タオルをかけます。

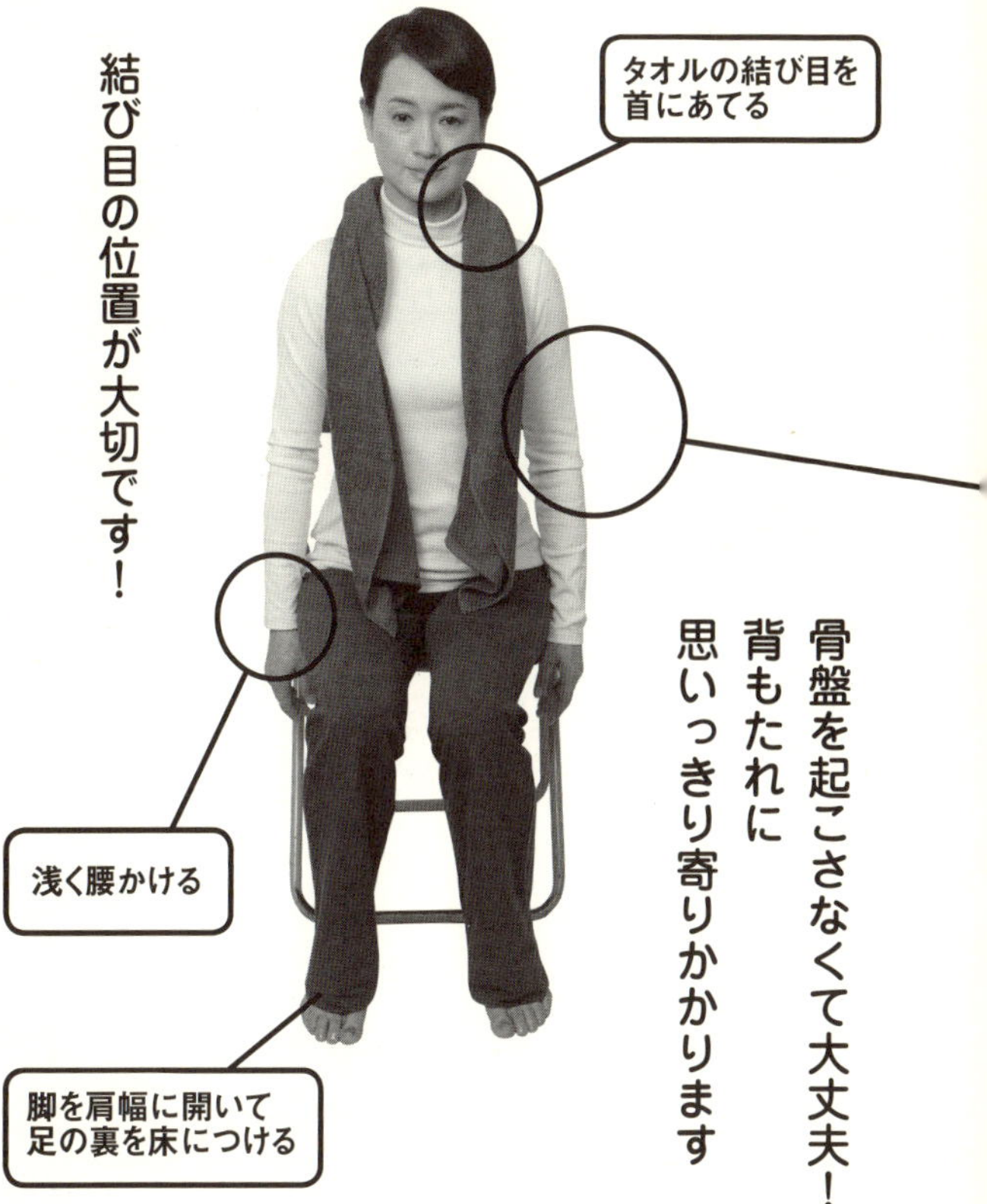

結び目の位置が大切です！
タオルの結び目を首にあてる
骨盤を起こさなくて大丈夫！
背もたれに思いっきり寄りかかります
浅く腰かける
脚を肩幅に開いて足の裏を床につける

首の激痛がとれて湿布を買わなくなりました。（49歳・女性）

ステップ 2

結び目を頭のつけ根にあてる

タオルの結び目を頭蓋骨の下にひっかけるようにしてあてます。両手でそれぞれタオルを持ち、斜め前に引っ張ってピンと張ります。このときひじは軽く曲げた状態のほうが力が入れやすく、しっかり引っ張ることができます。この時点では、背もたれにもたれかかっていても、背筋を伸ばしていても、どちらでもかまいません。

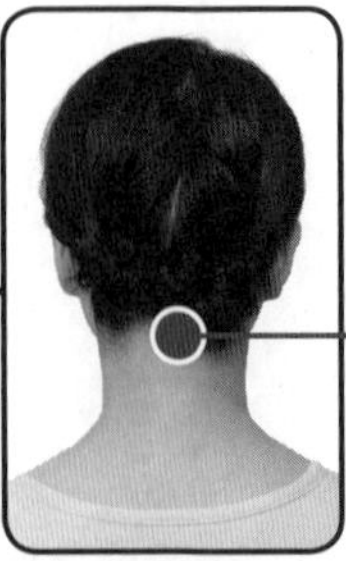

後頭部を手でなで下ろし、丸みがなくなったところがタオルをあてる場所。首のつけ根ではないので気をつけて！

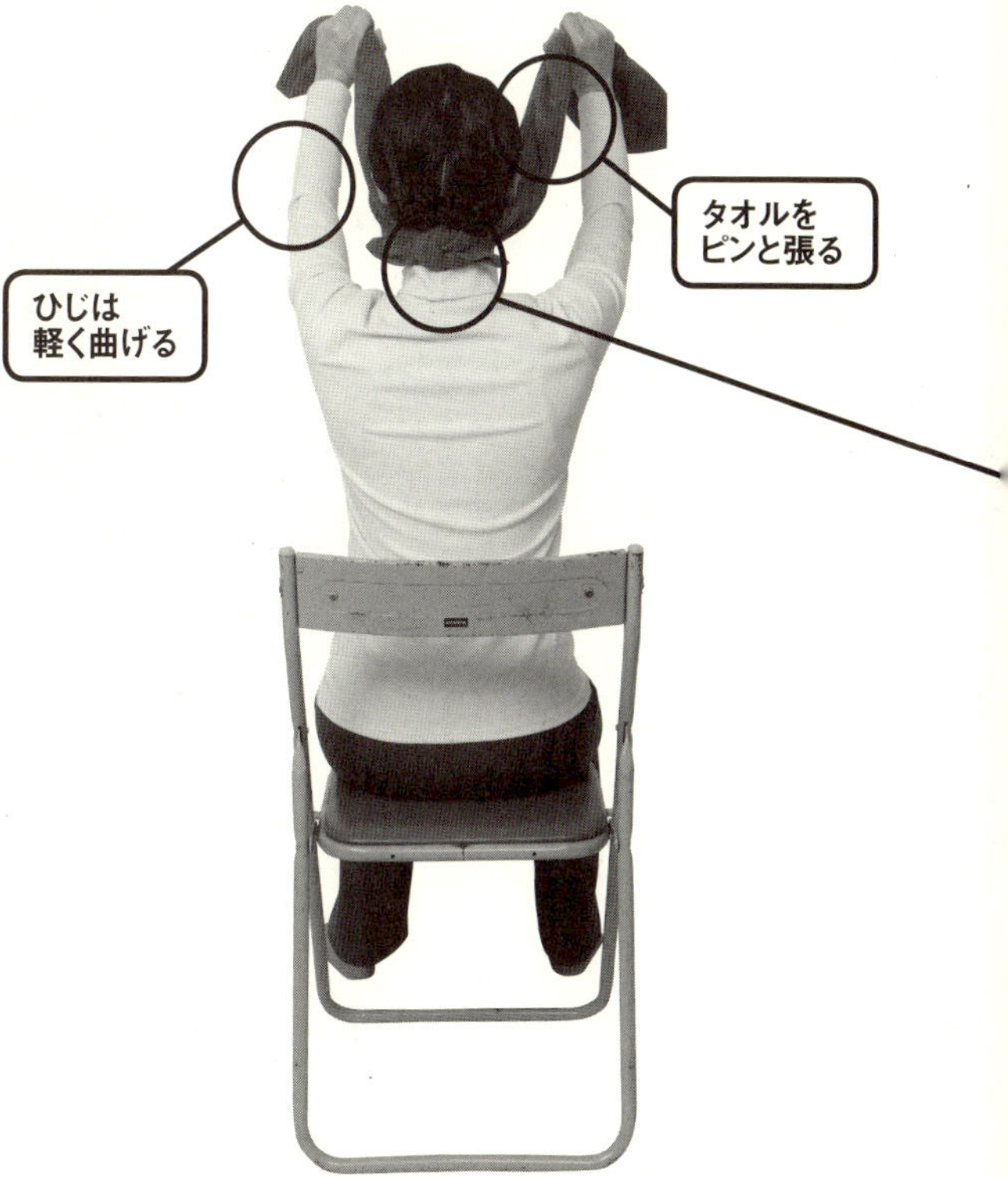

うしろを向けず、車の運転が不安でしたが、もう安心です。(49歳・女性)

ステップ3
タオルを束ねて両手で持つ

タオルが耳の前あたりを通るように調整し、両手に持ったタオルを束ねて1本にします。タオルを握った手にもう一方の手を重ねて握ります。こうすると両手の力が集約されて力を込めやすいのです。

この時点では、背もたれに寄りかかっていても、背筋を伸ばしていても、どちらでもいいですよ。

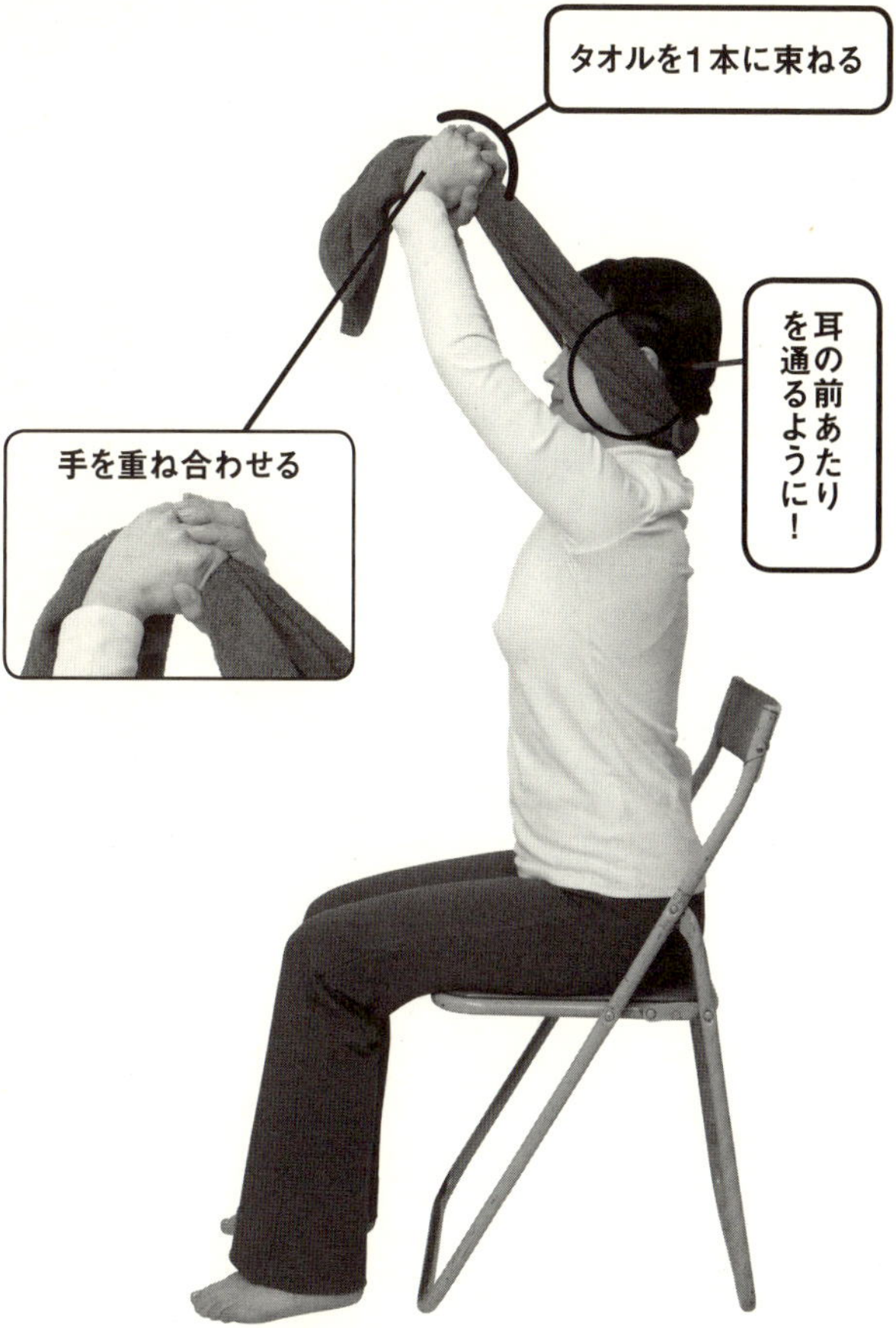
タオルを1本に束ねる
耳の前あたりを通るように！
手を重ね合わせる

首がすっと上に伸び、はじめて姿勢をほめられました。（23歳・女性）

ステップ4 タオルを押し上げ、肩と首の力を抜く

イスの背もたれに寄りかかり、タオルに頭の重さをすっかりあずけて両手でタオルを真上に押し上げます。このときは鼻から息を吸います。

次は、手の位置を変えずに、「ふぅ〜」と声を出しながら首と肩の力を抜きます。声を出すと自然に首と肩とお腹の力が抜けるので、そのまま脱力した状態で3秒数えます。

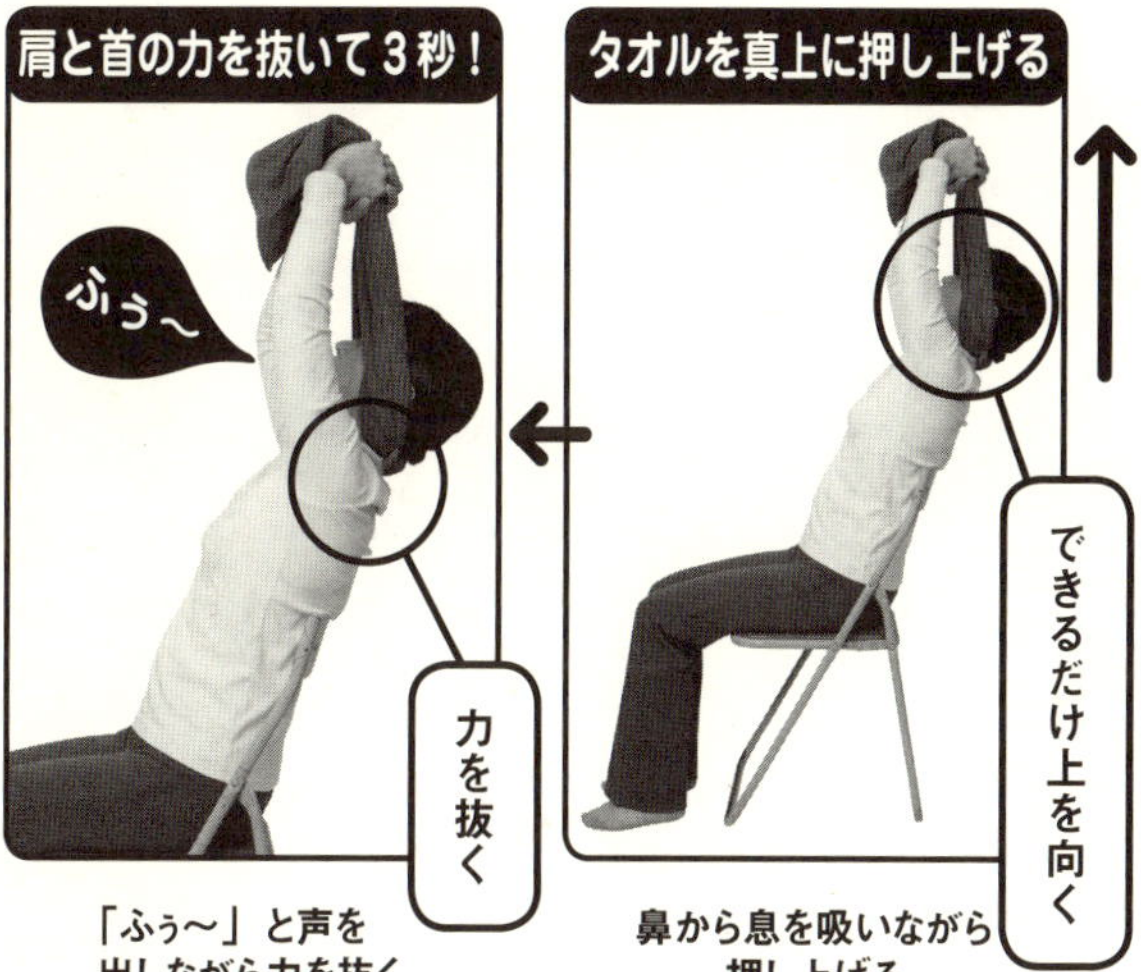
タオルを真上に押し上げる
できるだけ上を向く
肩と首の力を抜いて３秒！
ふぅ〜
力を抜く

鼻から息を吸いながら
押し上げる

「ふぅ〜」と声を
出しながら力を抜く

首が伸びていますか？

長年のむち打ち症が驚くほどラクになりました。(61歳・男性)

ステップ5 全身の力を抜いてタオルを下ろす

上に伸ばしていた腕を下ろして休みます。連続してやると腕が疲れて力が入りにくくなるので、いったん腕を下ろすことが大切。

少し休んだら、ステップ1に戻って2～3回くり返します。めまいを感じたり、くり返せそうにないときは、1回でけっこうです。

守ってください

●めまいがしたら、おさまるまでしばらく休んでください。

腕を下ろして休み、
ステップ1からくり返す

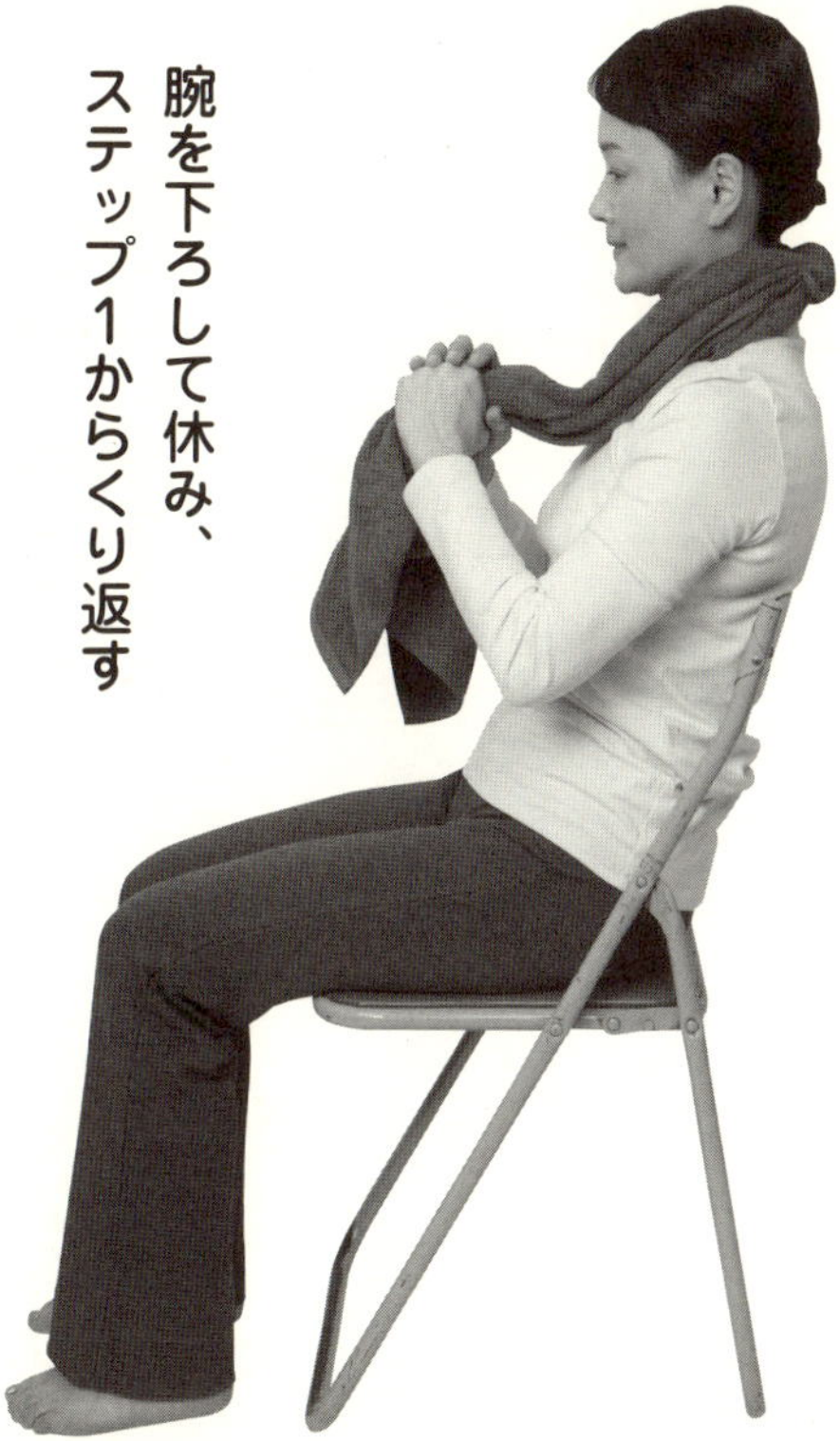

親子で続けていたら、子どもの姿勢がよくなりました。（40歳・女性）

タオル整体のあとにやると効果倍増！こり固まった筋肉をほぐして仕上げる

タオル整体で首を動かすと、血行がよくなってポカポカしてきます。それは、固くなってしまっていた筋肉がほぐれはじめた証。そのタイミングで行う、全身の筋肉をゆるめる柔軟体操をご紹介しましょう。

タオル整体で使ったタオルを半分の長さ（タオル1枚分の長さ）にし、両手でタオルを張って持ちます。そのまま両手を上げて立ち、上体で大きな円を描くようにまわします。左右に10回ずつが目安。ワキや背中が伸びるのがわかります。

上体を動かすだけで、上半身を支える下半身の筋肉も同時にほぐれ、全身のバランスが整います。

体の前で
大きな円を
描くようにまわす

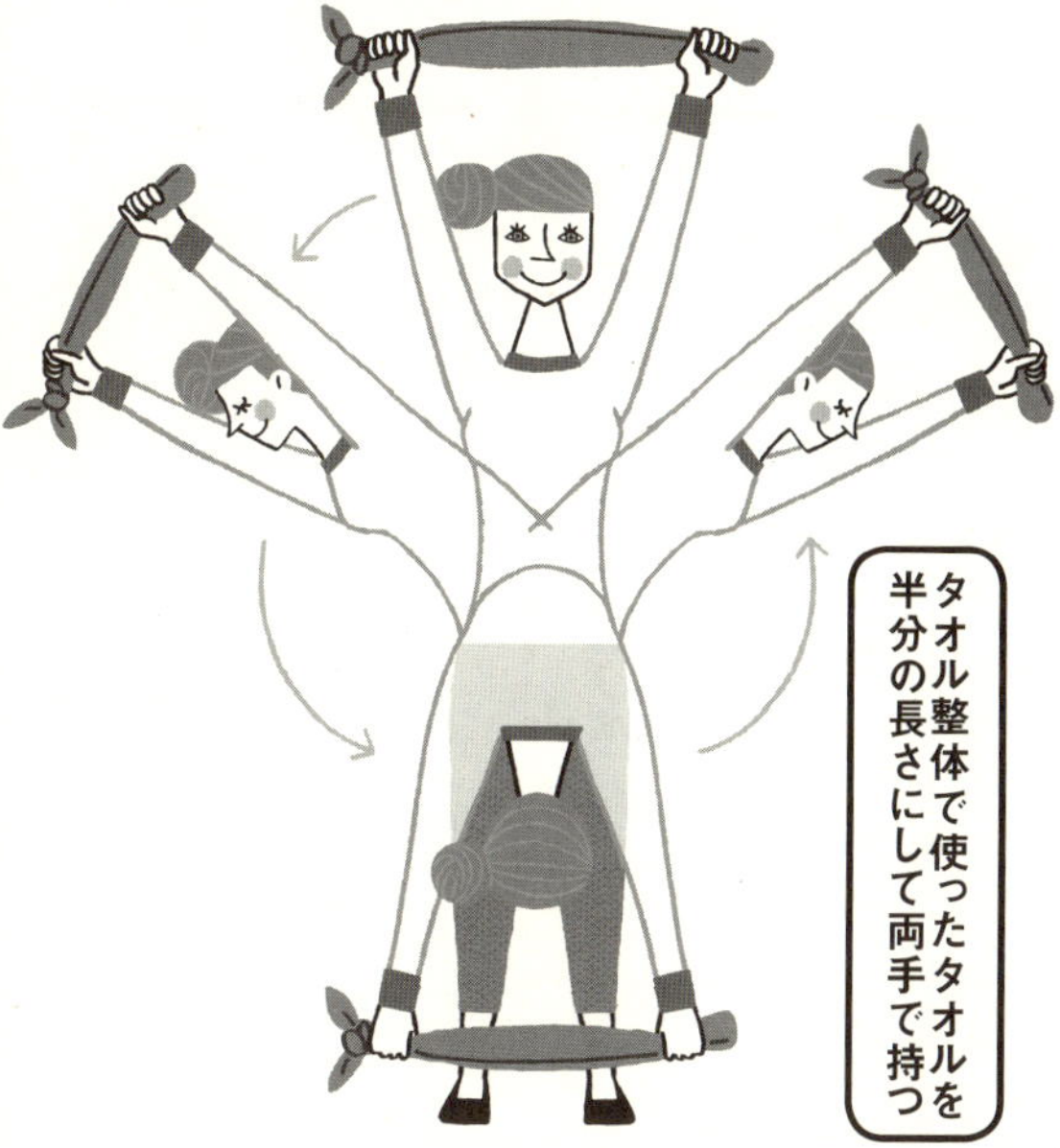

タオル整体で使ったタオルを半分の長さにして両手で持つ

お昼ごはんのあとしておくと、腰が痛くなりません。（48歳・女性）

コラム

イスに座らなくてもOK！ いつでもどこでも ながらタオル整体

どんなにタオル整体の効果に感動し、続ければ首の痛みが予防できるとわかってはいても、タオル整体を続けることがおっくうになることも……。そんなときは、タオルを巻きっぱなしにする「ながらタオル整体」を！ これなら、家事や事務仕事をしながら、テレビを観ながらでも首の矯正ができます。

巻き方は簡単！ タオル整体で使ったタオルよりやや薄めのタオル2枚をつなげて〝たすきがけ〟の要領で巻くだけ。両ワキにくい込むくらい、引き締めて固定するのがポイントです。長時間してもかまいませんが、キツさや疲れを覚えたら、はずしてください。

1 やや薄手のタオル2本を結んで1本につなぎ、片方の肩にかける

2枚のタオルの端どうしをしっかり結んで（62ページ）、片方の肩にかけます。背中側にあるタオルは、もう片方のワキの下から前に出しておきます。

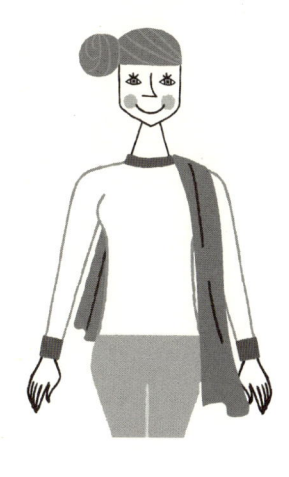

起きてすぐやると、バシッと目が覚めます。（29歳・男性）

2　かけたタオルはワキの下を通し、肩に巻きつけてうしろに持っていく

肩の前にかけたタオルの端は、肩に巻きつける要領でワキの下を通し、うしろに持っていきます。うしろに持っていったら斜めに引き上げます。

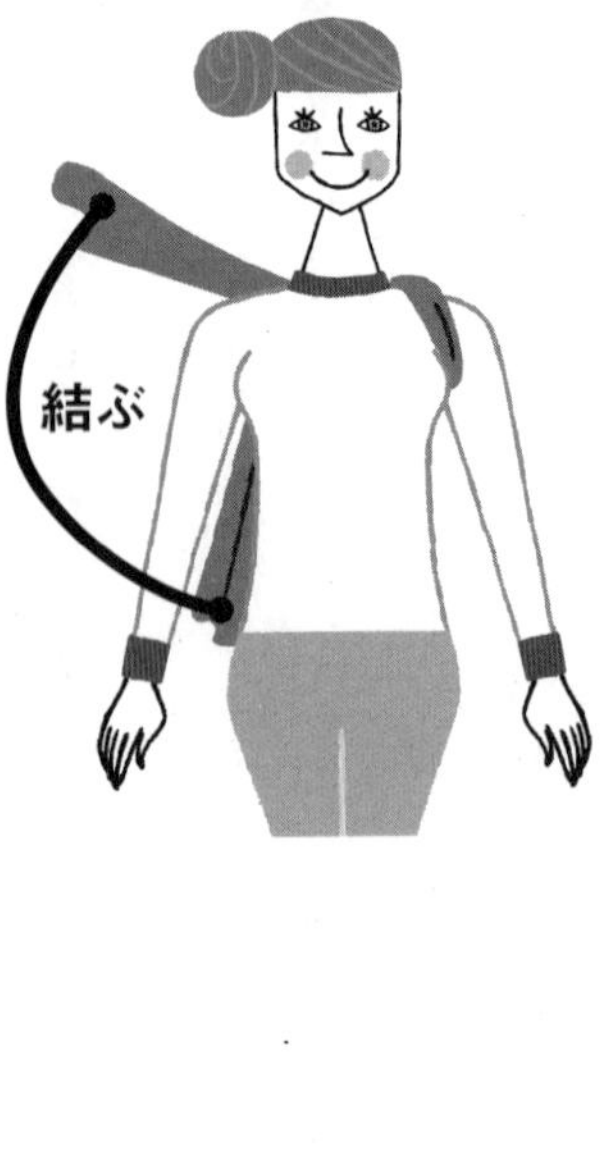

3 反対側の肩から前に出し、ワキの下から出しておいたタオルと結ぶ

背中側で斜めに引き上げたタオルをそのまま前に出し、**1**でワキの下から出しておいたタオルの端と結びます。このとき、両ワキにグッとくい込むほど引き締めて固定することが重要です。

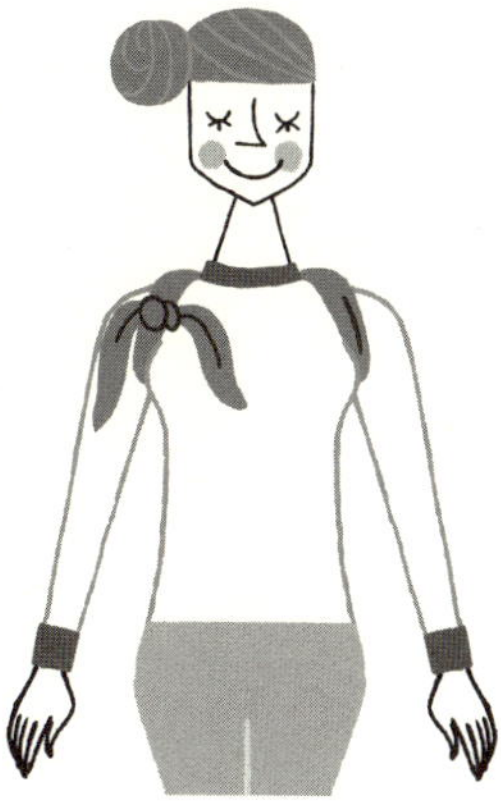

原因がわからなかった頸肩腕症候群がピタリと止まりました。(52歳・女性)

仕上がった姿をうしろから見ると?

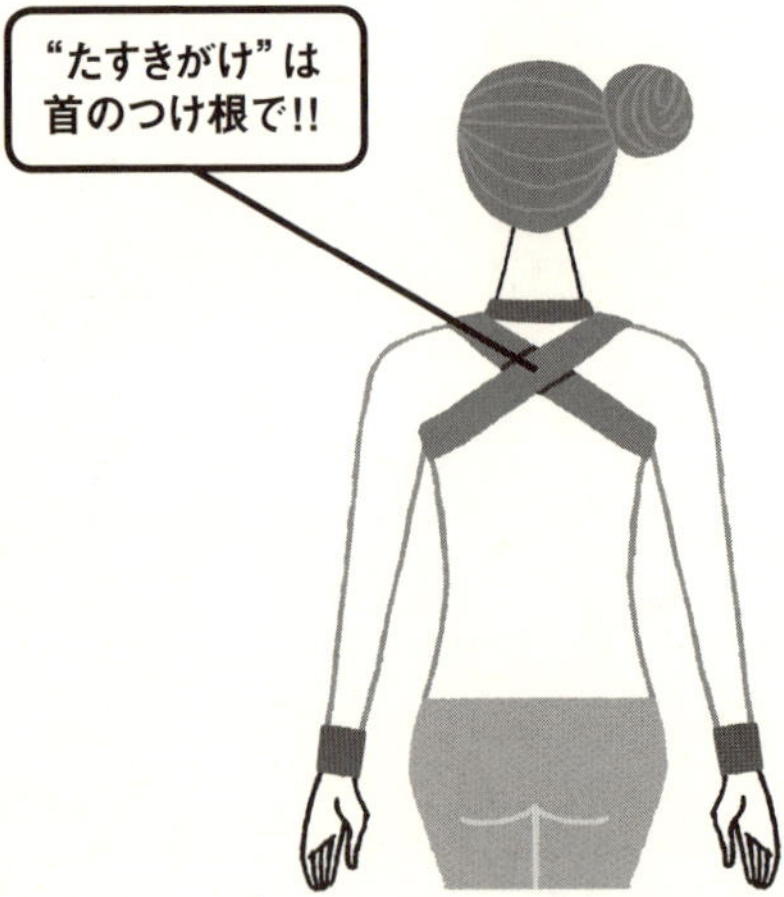

首のつけ根（84ページ参照）でバッテンになる、“たすきがけ”になっています。両ワキにグッとくい込むほどタオルが引き締まっていれば OK！

第4章

首の激痛を未然に防ぐ！
３つの習慣と
とっさの痛みの応急手あて

習慣1 首を冷やさない・体を温める

夏の冷房対策は必須！　洗髪後はすぐに髪を乾かす

首や頭を冷やさないようにするだけで、首周辺のこり具合がウソのように改善します。手足の冷えには万全の備えをしていても、首の保温がおろそかになっていませんか？　冬の外出ではマフラーやストールで首を守り、室内でもタートルネックを着たり、薄手のスカーフを巻いたりするとよいでしょう。

それから、洗髪後のぬれた髪を放っておくのも厳禁です。水分が蒸発するときには体温が奪われるので、髪がぬれたままでいると頭や首が冷えて頭痛や肩こりが出やすくなります。髪の根元にドライヤーの温風をあてて頭を温めながら乾かすと一石二鳥です。

また、冷房が効いた夏の室内も気が抜けません。服は薄着でかまいませんが、首に直接冷気がかからないように、エアコンや扇風機の風向きを調節したり、スカーフなどを巻いて冷えから首を守ることが大切です。

髪を洗ったら
すぐに乾かす

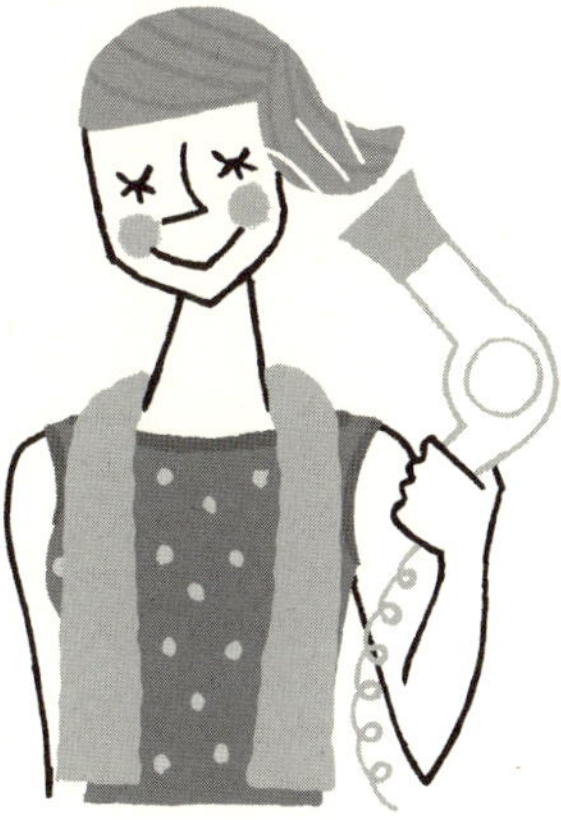

キンキンに冷えた飲み物、くだものも首が痛い原因！

冷たい外気から首を守ることが第一ですが、体を中から冷やさない工夫も必要です。内臓が冷えるとその周辺にある筋肉も冷えて硬くなります。冷たい食べ物や飲み物を一時に大量にとらないように注意し、体温と同じくらいの40℃前後のものを飲むようにすると、体への負担が軽くなります。

夏場にビールを飲むときも、小さめのグラスにつげば大量に一気飲みしなくてすみます。冷たいお茶や清涼飲料水も同様です。アイスの大食いも内臓を急激に冷やすので、食べる量に気をつけましょう。

また、水分をたっぷり含んだくだものは、注意したい食べ物。夏のスイカや冬のみかんは、食べはじめると、ついとめどもなく食べがちです。でも、食べ過ぎは大量の冷えた水を飲むようなもの。こうして体の中から冷やしてしまっても、首の痛みを招いてしまいますので、くだものをとる際も、少量にすることを習慣づけてください。

このように、ほんの少し気をつけるだけで、首の痛みを遠ざけられますよ。

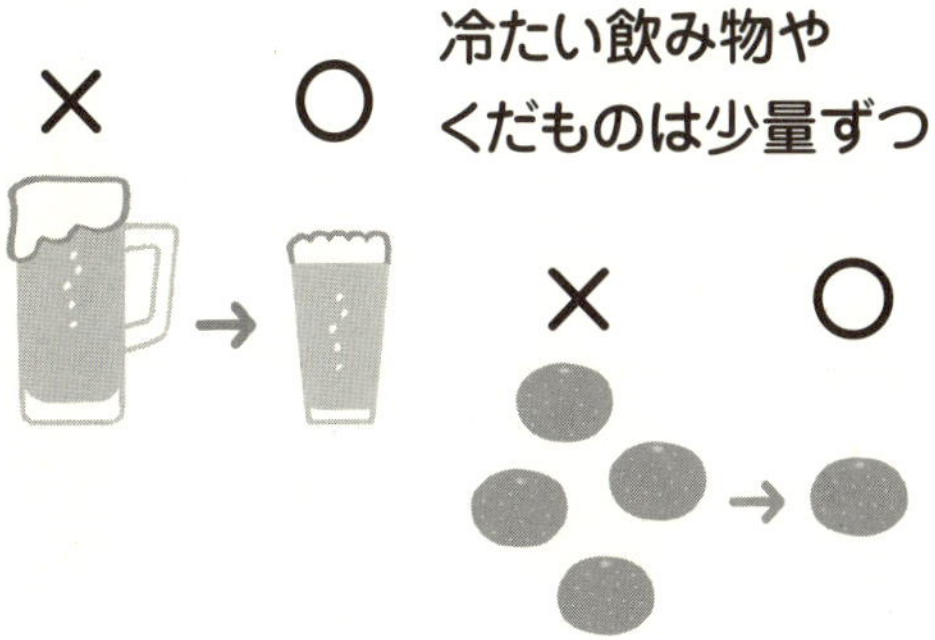
冷たい飲み物や
くだものは少量ずつ
×
○
×
○

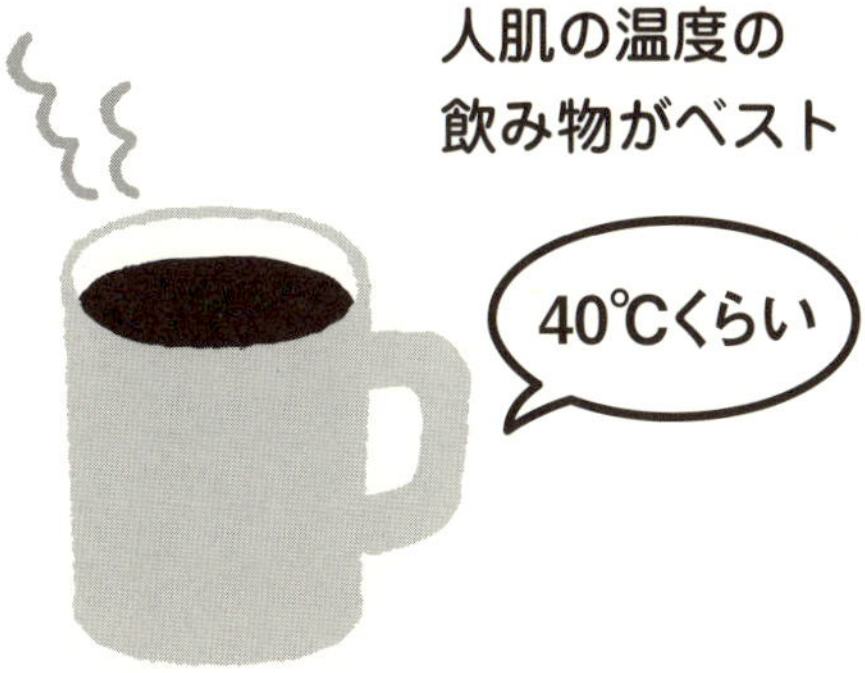
人肌の温度の
飲み物がベスト
40℃くらい

習慣2 軟骨を維持する食べ物をとる

首の詰まりを感じたら、軟骨成分に注目！

みなさんもよくご存じの通り、体は食べ物でつくられています。骨も軟骨も、骨組みを支える筋肉もその材料となるのは、私たちが口にするものです。ですから、毎日の食事をおざなりにしてはいけません。

骨組み、筋肉、血流、その他もろもろの要素が重なって、首の痛みは起きているのです。何かひとつを食べれば痛みがとれるような魔法の薬はありませんが、それを踏まえた上で、ここでは首痛を改善するために有効な食べ物を紹介します。

首の激痛とともに、首が詰まった感じがして、動かしにくいと訴える方が大勢います。それは骨と骨の間にある軟骨がつぶれたり、すり減ったりしているためにそう感じることが多いのです。そういった方はとくに、軟骨成分を含むものをふだんの食事で積極的にとるとよいでしょう。

軟骨成分の代表的なものは、コンドロイチンとコラーゲンです。コンドロイチンはギリシャ語で軟骨を意味し、動物性・植物性を問わず、ネバネバする食品やヌルヌルした食べ物に含まれています。コラーゲンは、手羽先や砂肝、納豆やえびでとることができます。これらは、モロヘイヤや豚足などにも含まれていますよ。

コンドロイチンを含む食べ物

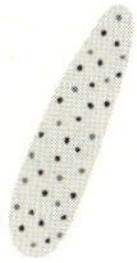
やまいも

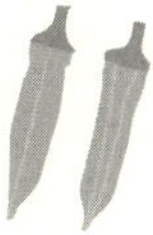
オクラ

なめこ

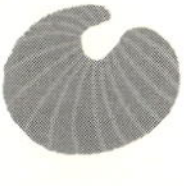
ふかひれ

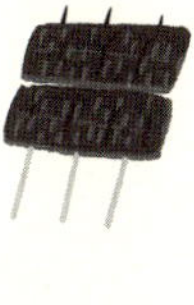
うなぎ

骨つき肉の鍋物でカンタンにコラーゲンがとれる！

コラーゲンは、肌の潤いを保つ成分として有名ですが、軟骨に多く存在するだけでなく、骨の組織にカルシウムが定着する手助けもします。動物の骨や皮に多く含まれるので、鶏がらや魚のアラを煮込むとできる煮こごり、ゼラチンなどでもとることができます。

また、コラーゲンを体内で生成するには、ビタミンCや亜鉛、鉄が必要です。ビタミンCを含む野菜やくだものと一緒に、亜鉛を含む牡蠣《かき》やごま、鉄を含む青のりやココア、豚レバーやパセリをとるのが理想です。

栄養をスムーズに吸収する体をつくるのが先決！

摂取したものがすべて身になって軟骨が潤えば、関節をまわすのがラクになる、ラクになれば神経圧迫がとれ、神経が圧迫されなければこりや痛みが解消します。

しかし、ちょっと待ってください。筋肉が緊張して硬くなっていたり、血の流れが悪かったりすると、せっかく栄養素を摂取しても体内でうまく吸収できず、肝心なところに届きません。口から入った栄養は吸収されず、体の中を素通りして、汗や尿、便、垢となってそのまま出て行ってしまいます。まず骨のゆがみを矯正して元の位置に戻し、神経伝達や循環器の機能を整えれば、先に紹介したごく普通の食べ物で、十分な栄養がとれるようになります。

タオル整体と食べ物の作用で痛みが消える！

骨の不調を正して、栄養を吸収できる土台をつくり、コンドロイチンやコラーゲンを含む食べ物を欠かさずとるように気をつけてみてください。

とはいえ、コンドロイチンやコラーゲンをとりさえすれば、痛みがまたたく間に消えるわけではありません。タオル整体で骨の並びを徐々に治しながら、栄養がしっかりと吸収される体をつくりつつ、毎日の食べ物に気を配ることが大切です。

習慣3 寝返りで背骨を矯正する

睡眠中は背骨のカーブを矯正するチャンス

1日8時間睡眠だとすると、私たちは人生の1／3を横になって過ごす計算になります。それだけ長い時間を過ごすならば、そのときに自然な背骨のカーブを維持できたら、これはものすごい矯正効果があります。実は、私たちは寝返りを打つことで、起きている間にゆがんだ背骨を矯正しています。

まだ骨がやわらかい赤ちゃんや、体をよく動かして遊ぶ子どもは、部屋中を移動して寝返りを打ちます。それだけ日中に骨にズレやゆがみなどが生じているということですし、その不調を治すために毎夜、部屋中を大移動しているのです。犬や猫を観察すると、四つ足をついたまま身をよじったりくねらせたりしていることがありますね。

あれは、四つ足という安定した姿勢だからこそできる、背骨の自己矯正です。ところが二足歩行の人間は、横にならないと背骨をうまく矯正することができません。ですから睡眠中は絶好の背骨矯正タイムなのです。

本来の自然なカーブを描いた背骨であれば、145ページの上のイラストのように、枕が低くても、あるいは枕がなくても正常な背骨の形を保ったまま眠れます。一方、うしろ首の骨が飛び出している場合、下のイラストのように、飛び出した骨を布団につけることになり、首の上部がガクンと折れ曲がってアゴが上がり、顔が斜め上を向く不自然な体勢になってしまいます。すると首の前が伸びて辛いばかりか、呼吸もしにくくなります。首の骨の飛び出しが激しい人では、背中を床につけて寝ると頭が宙に浮いてしまうこともあるほどです。ですから、高い枕で頭を支えようとしてしまいがちなのです。

また、首の骨が正常なのに高い枕を使っていると、頭と肩の間に大きなすき間ができるため、骨がうしろに飛び出しやすくなります。本来ならば、寝ている時間は正常なカーブをクセづけて矯正できるはずですが、高すぎる枕は、逆に首の骨のズレやゆがみなどを誘引してしまうことになってしまいます。

骨の飛び出しが軽くなったら、枕も段階的に低くしよう

私は首の骨と枕の高さのこの関係を知って以来、バスタオルを畳んだものを枕にしています。頭の形によっては多少高さがあったほうがよい場合もありますが、基本的にはその程度の高さで十分なのです。

現時点で床に仰向けに寝たときに、首の前が伸びて顔が天井よりも頭側を向いてしまう場合は、少し高さのある枕が必要ですが、タオル整体で首の痛みや骨の飛び出しが改善してきたら、徐々に低くしていくといいでしょう。そうすると、寝ている間にも首の骨を正しく矯正できるようになります。

また、睡眠中に大切なのは枕の高さだけではありません。敷き布団やマットレス

がやわらかいと体が沈み込み、その分、頭と首の間に大きなすき間ができやすくなります。背骨が沈み込まない、ある程度硬めの寝具を選ぶことも重要です。掛け布団は、頻繁に日に干して湿気を取りのぞきましょう。湿って重たいと寝返りが打ちにくくなりますし、水分を含んだままにしておくと体を冷やす原因にもなります。

ぜひ一度、寝具を見直して、背骨の自己矯正能力を最大限に発揮してください。

骨が正常なら
枕は低くてもOK！

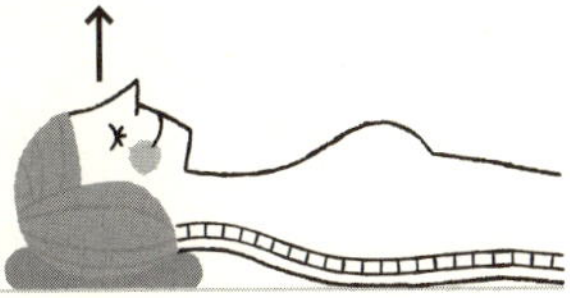

背骨が本来の自然なカーブを描いていれば、枕の高さがなくても、痛みや疲労を感じることなく眠れます。

首の骨が
飛び出していると
不自然な姿勢になる

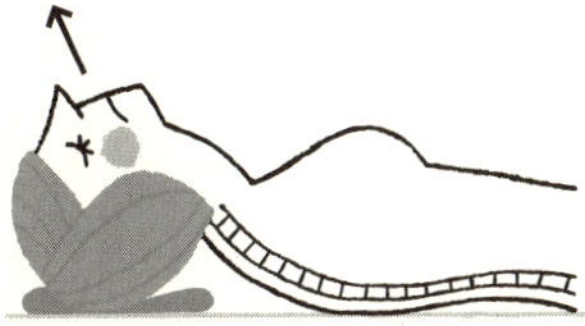

うしろ首の骨が飛び出し、背骨が本来のカーブを描いていないため、アゴが上がって息苦しい姿勢になります。高い枕で頭を上げたくなるのは、このためです。

タオルなしでOK！ すぐ効く！ 外出先でも安心！ とっさの痛みを消す応急手あて

覚えておくと安心。すぐに治ります

首の骨にゆがみやズレ、飛び出しなどの異常があると、突然、激痛や不快感に襲われることがあります。タオル整体ができるとよいのですが、痛みは急にやってくるもの。

そこでタオルを使わずにできる、応急手あてを紹介します。

〝逆側ねじり〟は、骨がズレたときに、中を通る神経に触れないよう、骨を押し戻す手あてです。ひざの痛みや顔の片側に痛みを感じる三叉《さんさ》神経痛や肋骨に沿って痛みを感じるときにも有効です。ただし、骨と骨の間が押しつぶされて痛みが出ている場合は、逆側にねじっても痛みがおさまらないことがあります。そんなときは、痛みがある側にもねじってみてください。

また、足がつったときには「痛たたたっ」とひざを抱えるのではなく、できるだけ背筋を伸ばしてつった足とは逆側に顔を向けると、あっという間に治ります。

〝ポーズをとって深呼吸〟は、首から背中にかけての骨のカーブを自然な形に戻す効果があるため、体の中心部の痛みや不調に効きます。「悩める人のポーズ」は背もたれのあるイスにふんぞり返って、アゴをできるだけ上にすると効果が倍増します。「胸を突き出すポーズ」は、ねこ背の人が日常的にすると、背中をまっすぐに矯正することもできます。どちらも、「逆側ねじり」とあわせて行うとより効果的です。

体の片側の痛みや不快感には

逆側ねじり

どんな症状にも効果的な痛み改善法です。

まず、痛みがある側と逆側の肩をうしろに引き、顔も肩と同じ方向に向けます。ねじったところで3つ数えたら肩と顔を正面に戻して数回くり返します。

効果を感じない場合は、痛みがある側にもねじってみてください。

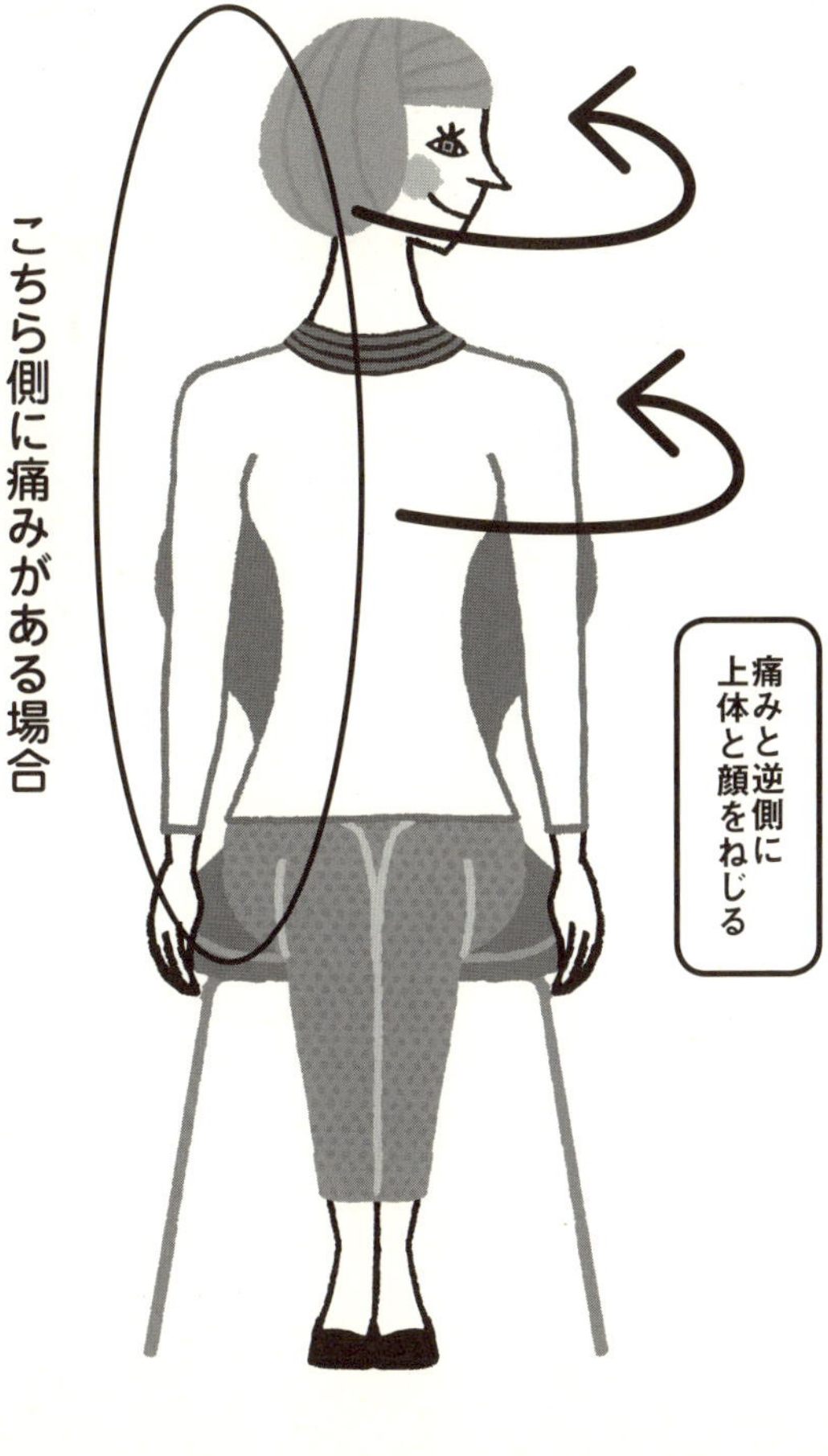
こちら側に痛みがある場合
痛みと逆側に
上体と顔をねじる

逆側ねじりとあわせてやろう！

悩める人のポーズで深呼吸

頭痛、腰痛、腕のしびれがある際は、〝逆側ねじり〟に加えて、このポーズを行います。

まず、片方の手でアゴを押さえ、もう一方の手をひじにあてます。

次に、ひじを押さえた手のワキをしめてまっすぐ上に持ち上げ、アゴをぐっと押し上げたら、そのまま深呼吸します。

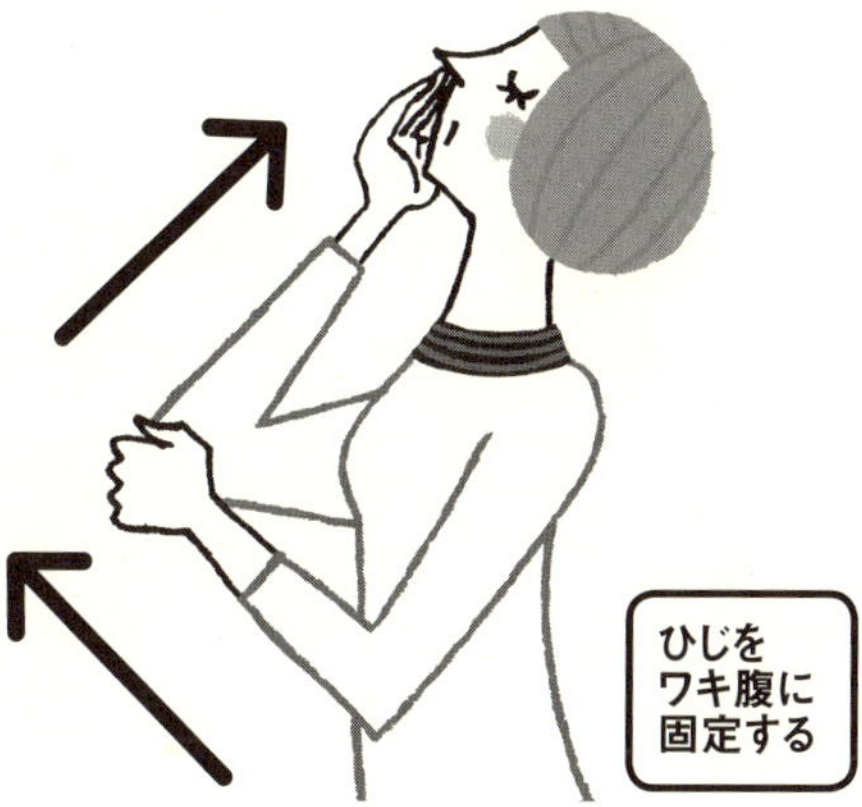

こんな症状のときに

頭痛・腰痛・腕のしびれ

逆側ねじりとあわせてやろう！
胸を突き出すポーズで深呼吸

吐き気・胃痛・腹痛、心臓の痛み・どうき・息切れ、背中の痛み、うしろ首の痛みがある際は、〝逆側ねじり〟に加えて、このポーズを行います。

まず、手をうしろで組み、背中を押し出す感じで思いっきり胸を突き出します。

次に、アゴをできるだけ上げたら、そのまま深呼吸します。

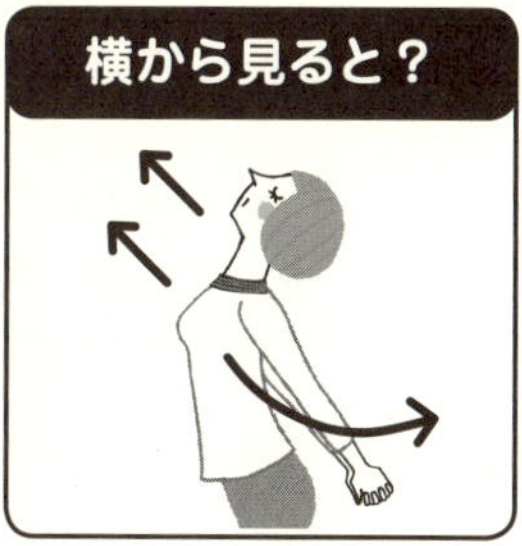

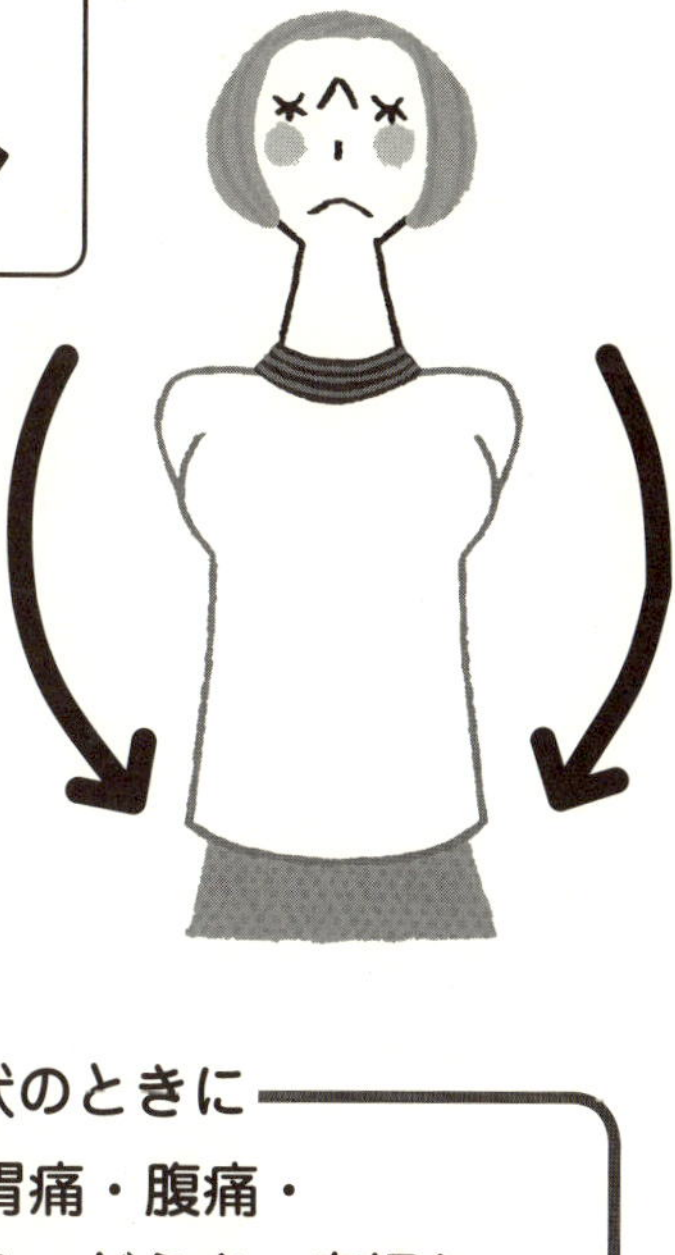

こんな症状のときに

吐き気・胃痛・腹痛・
心臓の痛み・どうき・息切れ・
背中の痛み・うしろ首の痛み

本書は２０１０年１月に小社より刊行したＴＪ ＭＯＯＫ「首の激痛が消える！
大病が治る!!　驚異のタオル整体」を改訂し、文庫化したものです。

著者紹介

加藤光博（かとう・みつひろ）

1956年生まれ。健幸クラブ整体院院長。

1989年に整体師となり、1991年に岩手県盛岡市に健幸クラブ整体院を開く。多くの患者さんを診ているうちに、体のさまざまな痛みの原因は首にあると気づき、首の痛みを自分で治すための講習会を開くように。

1992年にタオル整体の元となる“組みひも療法”を考案。その後、より身近なものを使った整体法を模索するうちにタオル整体を編み出す。

2009年に東京・八王子市に拠点を移し、「首こそ急所！首こそ名医！—慢性症状の隠れ原因は頸椎《けいつい》にあり—」をモットーに、頸椎矯正で痛みをとる治療を続けている。

構成	水口千寿
取材・文	黒川ともこ
イラスト	オオノ・マユミ
カバーデザイン	松崎理、福田明日実（yd）
DTP	藤原政則（ihub）
撮影	城石裕幸
ヘアメイク	久保りえ（+nine）
モデル	真瀬佳乃（CREATE JAPAN AGENCY）
協力	内山力也

宝島
SUGOI
文庫

首の激痛が消える！ 大病が治る！！
驚異のタオル整体
（くびのげきつうがきえる！ たいびょうがなおる！！ きょういのたおるせいたい）

2012年3月20日　第1刷発行

著　者　加藤光博
発行人　蓮見清一
発行所　株式会社宝島社
〒102-8388　東京都千代田区一番町25番地
電話：営業 03(3234)4621　編集 03(3239)0646
http://tkj.jp
振替：00170-1-170829　(株)宝島社
印刷・製本　株式会社廣済堂

First published 2010 by Takarajimasha,Inc.
ISBN978-4-7966-9703-3

宝島SUGOI文庫

偉大なる日本をめざせ！

櫻井よしこ　平沼赳夫

TPP、消費税増税、震災復興、民主党の「売国政治」……ジャーナリストの櫻井よしこと衆議院議員の平沼赳夫が、問題山積の日本の情勢を打ち砕き、再興するべく語る！

心に響く365の名言とエピソード

晴山陽一

1年365日分、その日にまつわる名言や、その日の歴史的な人物のエピソードを集めた名言集。ふとした日や、自分の節目の日などに開けば、新たな人生のヒントに出会えます。

橋下「大阪維新」の嘘

一ノ宮美成＋グループ・K21

首相に最も近い男、橋下徹大阪市長。マスコミが報道しない橋下氏の大阪府知事時代の負の「実績」から、大阪都構想の虚妄など、改革派の仮面をかぶった独裁者の素顔！

心理学で思い通りに相手を動かすメール術

岡崎博之

情報量の少ない「言葉だけ」のメールでは、言葉使いひとつで相手に与える印象が180度変化します。メールを上手に使いこなすための魔法の心理学テクニックを伝授します！

天体ショーへようこそ！

白石拓 編・著

2012年は、金環日食、部分月食、そして105年に一度といわれる金星の太陽面通過など、天体ショーが目白押し！その機会を見逃さずに楽しむための天文ガイドの決定版。